认识川崎病，保护我们的下一代

谢利剑 著

中国人口与健康出版社
China Population and Health Publishing House
全国百佳图书出版单位

图书在版编目（CIP）数据

认识川崎病，保护我们的下一代/谢利剑著.
北京：中国人口与健康出版社，2025.6.— ISBN 978
-7-5238-0190-1

Ⅰ. R725.4-49
中国国家版本馆 CIP 数据核字第 2025C6752G 号

认识川崎病，保护我们的下一代
RENSHI CHUANQIBING，BAOHU WOMEN DE XIAYIDAI
谢利剑　著

责 任 编 辑	杨秋奎
责 任 设 计	刘海刚
责 任 印 制	任伟英
出 版 发 行	中国人口与健康出版社
印　　　　刷	运河（唐山）印务有限公司
开　　　　本	880 毫米×1230 毫米　1/32
印　　　　张	2.375
字　　　　数	45 千字
版　　　　次	2025 年 6 月第 1 版
印　　　　次	2025 年 6 月第 1 次印刷
书　　　　号	ISBN 978-7-5238-0190-1
定　　　　价	30.00 元

微　信　ID	中国人口与健康出版社
图 书 订 购	中国人口与健康出版社天猫旗舰店
新 浪 微 博	@中国人口与健康出版社
电 子 信 箱	rkcbs@126.com
总编室电话	（010）83519392　　发行部电话　（010）83557247
办公室电话	（010）83519400　　网销部电话　（010）83530809
传　　　真	（010）83519400
地　　　址	北京市海淀区交大东路甲 36 号
邮　　　编	100044

版权所有·侵权必究

如有印装问题，请与本社发行部联系调换（电话:15811070262）

编委会

主 任 谢利剑

副主任 杜 鹃　龚敬宇　陈 叶　张梅红

编 委（按姓氏笔画排序）

卜晓凡　万钟予　王 芳　王 瑾　尤艺杰
刘浪丽　杜 鹃　李婉宁　张梅红　张婉莹
陆美勤　陈 叶　罗 闪　段友玲　聂 旭
龚敬宇　蒋小凤　温清芬　谢利剑　濮泽琼

作者简介

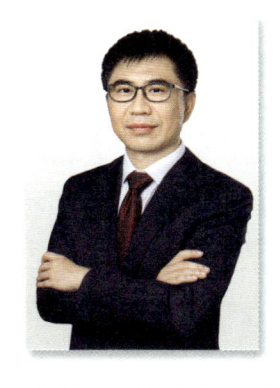

谢利剑，复旦大学医学博士，主任医师，复旦大学博士研究生导师，复旦大学附属金山医院儿科主任，曾任上海市儿童医院教学办公室主任及心内科行政副主任等职务。德国汉堡大学、香港大学附属玛丽医院访问学者。中华医学会儿科分会青年委员、上海市优生优育协会儿童心血管防治专委会副主任委员、上海市级医院儿内科联盟心血管学组副组长。上海市人才发展资金获得者、上海市卫生健康委重点学科带头人、上海市金山区领军人才。

长期从事儿科临床诊治工作，作为主要完成人在国际上首次绘制川崎病免疫细胞的单细胞测序图谱，发表于知名期刊 *Nat Commun*；并进一步在细胞水平初步验证川崎病发病的"卫生假说"机制。主持国家自然科学基金、上海市科学技术委员会医学创新基金等10余项科研项目；发表各类论文100余篇，参与制定儿童心血管疾病相关诊治指南；主编、参编多部学术著作；以主要完成人身份获得中华医学科技进步奖二等奖、中国妇幼健康科技一等奖等多个奖项。

前 言

　　川崎病又称黏膜皮肤淋巴结综合征，好发于 5 岁以下儿童，是一种急性全身性中小血管炎性综合征，可导致冠状动脉扩张、冠状动脉瘤，甚至急性心肌梗死等严重并发症，目前已成为儿童后天性心脏病最常见原因之一。自 1967 年日本医生川崎富作首次报道以来，该病发病率不断上升，特别是症状不典型的不完全性川崎病占比逐步增高；早期往往只出现发热、皮疹，容易错失治疗最佳时机，导致冠状动脉损害的发生。因此，儿科医生应重视该病的科普教育，让大众了解该病，尤其让患儿家长尽可能理解该病的诊断与治疗、可能发生的并发症和长期随访的必要性，进一步学会如何科学管理患儿的日常生活和学校生活，助其拥有健康的身心。

　　本书尽可能用通俗的语言，以医生的视角，从广大儿童家长的实际需求出发，结合专业知识和科学数据，阐述川崎病的发病机制、临床表现、诊断、治疗以及有可能发生的急慢性并发症；突出该病长期随访、科学管理的必要性。编者希望通过本书的科普帮助患儿家长进一步认识该病，并增强战胜该病的信心。

　　本书在编写过程中，参编人员力求内容科学准确，通俗易懂。由于时间所限，书中内容有可能存在不尽完美之处，敬请广大读者提出宝贵意见及建议，以便再版时修订提高。

认识川崎病，保护我们的下一代

  本书的编写和出版受到如下科研基金支持：①国家自然科学基金（82170518）；②上海市科委医学创新基金（22Y11909700）；③上海市卫生健康委重点学科建设基金（2024ZDXK0056）；④上海市金山区医学重点专科攀登项目建设基金（JSZK2023A04）。本书还得到复旦大学附属金山医院儿科各位同事的支持，在此一并致谢。

谢利剑

2025 年 6 月

目 录

第一章　川崎病的基础知识 ⋯⋯⋯⋯⋯⋯⋯⋯⋯⋯⋯⋯⋯⋯ 1
　　第一节　什么是川崎病 ⋯⋯⋯⋯⋯⋯⋯⋯⋯⋯⋯⋯⋯⋯⋯ 1
　　第二节　哪些因素与川崎病发生有关 ⋯⋯⋯⋯⋯⋯⋯⋯⋯ 4
　　第三节　川崎病的临床表现有哪些 ⋯⋯⋯⋯⋯⋯⋯⋯⋯⋯ 6
　　第四节　川崎病对心血管系统的影响 ⋯⋯⋯⋯⋯⋯⋯⋯⋯ 9
　　第五节　川崎病的其他并发症 ⋯⋯⋯⋯⋯⋯⋯⋯⋯⋯⋯⋯11
　　参考文献 ⋯⋯⋯⋯⋯⋯⋯⋯⋯⋯⋯⋯⋯⋯⋯⋯⋯⋯⋯⋯⋯12

第二章　川崎病的流行病学特征 ⋯⋯⋯⋯⋯⋯⋯⋯⋯⋯⋯ 14
　　第一节　川崎病地区和季节流行特征 ⋯⋯⋯⋯⋯⋯⋯⋯⋯14
　　第二节　川崎病多发年龄和性别 ⋯⋯⋯⋯⋯⋯⋯⋯⋯⋯⋯15
　　参考文献 ⋯⋯⋯⋯⋯⋯⋯⋯⋯⋯⋯⋯⋯⋯⋯⋯⋯⋯⋯⋯⋯16

第三章　川崎病的诊断和鉴别诊断 ⋯⋯⋯⋯⋯⋯⋯⋯⋯⋯ 18
　　第一节　早期发现——儿童健康的关键 ⋯⋯⋯⋯⋯⋯⋯⋯18
　　第二节　如何确诊川崎病 ⋯⋯⋯⋯⋯⋯⋯⋯⋯⋯⋯⋯⋯⋯19
　　参考文献 ⋯⋯⋯⋯⋯⋯⋯⋯⋯⋯⋯⋯⋯⋯⋯⋯⋯⋯⋯⋯⋯27

第四章　川崎病的治疗策略 ⋯⋯⋯⋯⋯⋯⋯⋯⋯⋯⋯⋯⋯ 29
　　第一节　如何判断川崎病患儿是否需要住院 ⋯⋯⋯⋯⋯⋯29
　　第二节　川崎病的治疗策略 ⋯⋯⋯⋯⋯⋯⋯⋯⋯⋯⋯⋯⋯31
　　参考文献 ⋯⋯⋯⋯⋯⋯⋯⋯⋯⋯⋯⋯⋯⋯⋯⋯⋯⋯⋯⋯⋯33

第五章　川崎病的危险因素和预防措施 ······ 35
　　第一节　川崎病的病因 ······ 35
　　第二节　预防川崎病的坚固防线 ······ 37
　　第三节　通过发热和皮疹如何快速识别川崎病 ······ 38
　　参考文献 ······ 39

第六章　川崎病的复发风险及预防关键 ······ 41
　　第一节　川崎病的复发风险 ······ 41
　　第二节　川崎病复发的征兆和表现 ······ 43
　　第三节　预防川崎病复发的重要措施 ······ 45
　　参考文献 ······ 46

第七章　川崎病康复期注意事项 ······ 48
　　第一节　康复期治疗注意事项 ······ 48
　　第二节　注重川崎病患儿的心理康复 ······ 52
　　参考文献 ······ 53

第八章　川崎病患儿的远期生活质量 ······ 55
　　第一节　川崎病治疗和康复过程中的坎坷和曙光 ······ 55
　　第二节　川崎病对患儿生活的长期影响 ······ 60
　　第三节　关注川崎病患儿生活质量 ······ 62
　　参考文献 ······ 65

第一章 川崎病的基础知识

第一节 什么是川崎病

川崎病又称为黏膜皮肤淋巴结综合征，由日本的一名儿科医师川崎富作（Tomisaku Kawasaki）首先报道，因此被命名为川崎病（Kawasaki Disease，KD）。下面就让我们来一起回顾川崎病的历史，了解一下它是如何被发现的。

1961年1月，日本红十字会中央医院的儿科医生川崎富作接诊了一名4岁的男孩，这个孩子已经发热好几天，表现出来的症状比较奇怪，他的两只眼睛红红的，嘴唇也红红的，而且有干裂出血，舌头表面像草莓一样有一粒粒的小凸起，颈部有淋巴结肿大，身上还起了好多红色的疹子，手掌脚掌都红肿发硬，后来手指脚趾开始脱皮，就像脱了一层膜（图1-1）。川崎富作给孩子用了抗生素等一系列药物治疗都没有取得明显效果，感觉治疗很不顺利。2周之后，这个孩子的发热自己就退了，而之前那些症状也逐渐好转了，但是川崎医生仍然没有搞明白这个孩子到底得的是什么病。

1962年2月，川崎医生又接诊了一名2岁的孩子，这个孩子

认识川崎病，保护我们的下一代

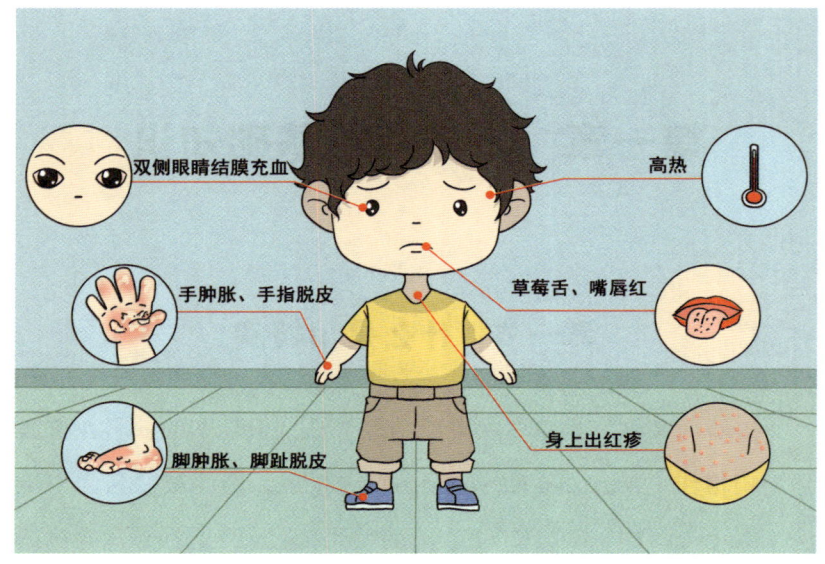

图 1-1　川崎病患儿症状

也同样表现为两眼发红，全身皮疹，草莓舌，以及手足肿胀等，川崎医生在诊疗中发现这个孩子的发病情况与之前的那个孩子非常相似，这引起了川崎医生的警惕，他认为这可能是一种未知的疾病。川崎医生在随后的 8 个月里，又先后接诊了 5 个类似症状的孩子，于是他将这 7 个孩子的情况总结了一下，写了一篇题为《伴有脱皮的非猩红热样综合征》的文章，并且在千叶县的一次儿科会议上作了报道，但在当时并未引起日本医疗界的关注。

在此后的 4 年多时间里，川崎医生又陆续接诊了许多类似情况的孩子，接诊了 50 名患儿。川崎医生将这些孩子的具体情况进行了分析总结，撰写了川崎病的第一本论著——《伴有指（趾）

特异性脱皮的小儿急性发热性皮肤黏膜淋巴结综合征：50例临床观察》，发表在1967年的日本过敏性疾病杂志上。这篇文章的发表在川崎病历史上具有里程碑的意义，并在医学界引起轰动。

随着川崎医生团队制定的川崎病诊疗指南的应用，越来越多的川崎病在日本被诊断。1973年，川崎病在朝鲜、中国、美国、澳大利亚等地相继被发现。1974年，川崎医生在儿科学杂志上发表了一篇英文论文——《一种新的小儿急性发热性皮肤黏膜淋巴结综合征（MLNS）在日本的流行》。这篇文章一经刊登，立刻在世界范围内产生了广泛的反响。此后世界各地均有川崎病的陆续报道。1978年，世界卫生组织（WHO）举行的第9次ICD国际疾病分类会议上，第一次收录了这种疾病。1979年，世界上最著名的儿科教科书《尼尔森儿科学》（第11版）收录了这种疾病，川崎病最终被国际医疗界承认。

最初，人们认为这种不明原因发热的疾病，仅仅会引起一些皮肤黏膜的改变，而且是可以自行好转的，并不会导致什么严重后果。但是随着对川崎病认识的不断深入，发现川崎病还会引起冠状动脉损害，从而引起冠状动脉扩张、冠状动脉瘤形成，甚至可能因血栓栓塞而死亡。经过多年的研究和实践，目前已经证实川崎病是一种急性全身性血管炎症性疾病，它有一定的自愈性，绝大部分患儿经治疗后预后良好，但如果未能及时诊断和正规治疗，冠状动脉损害的发生率可高达20%，成为儿童的"冠心病"。因此，对于川崎病，我们要足够重视，但也无须"谈虎色变"。

第二节　哪些因素与川崎病发生有关

有的家长会问："为什么我的孩子会得川崎病呢，川崎病的发生与哪些因素有关呢？"

就目前的研究来看，川崎病的病因还不是很明确，它可能与多种因素有关，这些因素引起机体的免疫系统异常活化，最终导致该疾病的发生。下面就让我们一起来看一看哪些因素可能会引起川崎病。

一、感染因素

为什么说川崎病的发生可能与感染有关呢？原因如下：

（1）川崎病四季均可发病，但不同的地域有明显的季节发病规律。例如，我国北京、上海、台湾等地区以春夏季为发病高峰，结合北京、上海每年春季呼吸道病毒感染流行，夏季肠道病毒感染流行的特点，提示季节特异性的病原体感染可能参与川崎病的发病过程。

（2）川崎病的发病年龄多为5岁以下儿童，10岁以上及3个月以下少见，故猜想该病可能是一种可以被通过胎盘的抗体进行阻断的疾病，小婴儿可以从母亲那里得到抗体而阻断该病的发生；10岁以上孩子免疫水平接近成人，多因隐性感染而产生了免疫力，而5岁以下儿童免疫系统正在逐渐成熟中，容易受到感染。

（3）男童发病多于女童，比例为（1.5~1.8）:1，结合男性易患感染性疾病，而女性易患自身免疫性疾病的特点，猜测感染是该病可能的病因。

（4）川崎病的主要临床表现有发热、皮疹、眼球结膜充血、黏膜改变、淋巴结肿大等，有自限性，复发率很低，这些都类似感染性疾病的表现。

（5）该病急性起病，患儿急性期实验室检查常有外周血白细胞总数及C反应蛋白升高，血沉增快，这也与急性感染性疾病发病过程相似。

二、遗传易感因素

川崎病的发病有明显的地区差异，亚洲人发病率比欧美人高，而且同胞间发生川崎病的概率也明显高于普通人群。因此推测川崎病的发生与基因和遗传易感性有着一定的关系。目前研究已经证实ITPKC基因、血管紧张素原1和血管内皮生长因子A基因以及CD40、BLK和FCGR2A等基因位点的多态性与川崎病的发生有显著相关性，如果携带以上基因的相关位点突变，就容易患川崎病。例如，亚洲人的BLK T等位基因中SNP位点（rs2736340）频率较高，但在欧美各国的人群中其频率较低，可能是导致亚洲人群中川崎病高发的原因之一。

研究发现，日本有1.5%~2%的川崎病病例为同胞的兄弟姐妹，其中50%的同胞会先后在7天内发病，2013年我国也报道了一例双胞胎姐妹同患川崎病，临床表现类似。以上现象均说明遗传易感性在川崎病的发病中所起的作用不容小觑。

三、免疫因素

川崎病在急性期存在明显的一过性免疫激活。当受到外源性抗原（如脓毒症毒性休克综合征毒素、链球菌致热外毒素等）刺激后，通过激活某些免疫系统，使T细胞被异常活化，产生免疫应答及细胞因子级联放大效应，导致血管炎的发生，即引发了免疫系统过度活化，从而导致全身性的血管炎性反应，出现了川崎病的一系列表现。

四、环境因素

环境与人类息息相关，如水质、大气、地理、气候、居住条件、饮食习惯、生活方式以及环境污染、化学物品过敏、有机汞中毒等都可能与川崎病的发病相关。川崎病的不同地区流行病学特点也呼应了该病的发生与环境因素的相关性。

第三节 川崎病的临床表现有哪些

读者应该已经对川崎病的可能病因有了一定的了解，那么读者肯定也很想知道出现了哪些情况提示孩子可能患了川崎病。下面就让我们一起来了解一下川崎病的主要临床表现。

第一章 川崎病的基础知识

当您的孩子持续高热（发热 5 天以上），用了退热药及抗生素治疗还是没有好转时，就要留意一下您的孩子是否会有以下的特征：①眼球发红（无脓性分泌物，一般在发热 3~4 天出现）；②唇发红、唇干裂、草莓舌、口咽黏膜充血（充血症状持续于整个发热期）；③皮肤弥漫性红斑，形态多样，无疱疹或者结痂，卡介苗接种处发红；④颈部有淋巴结肿大，直径可大于 1.5 cm，皮肤不红，触痛可有可无；⑤急性期手足肿胀、发红，恢复期手指、脚趾末端沿甲床边缘脱皮（图 1-2）。

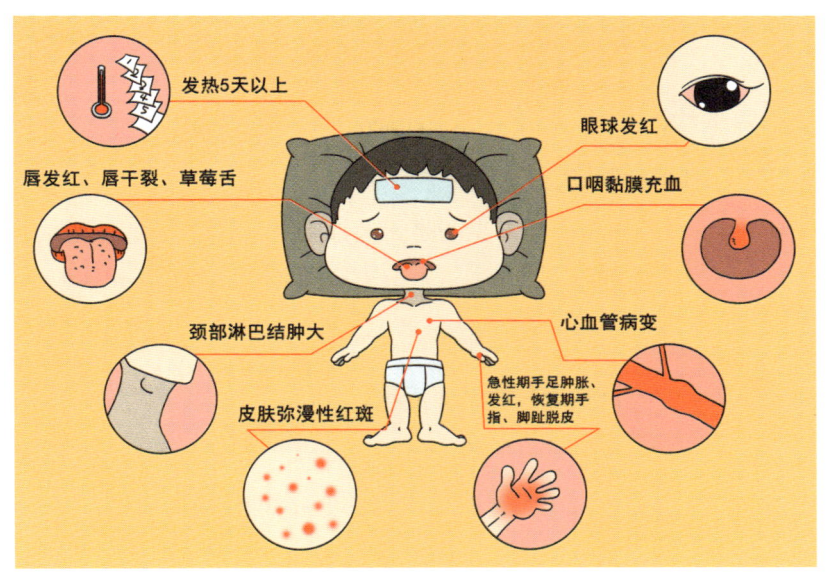

图 1-2　川崎病的临床表现

除以上的主要临床表现外，患儿还会出现其他的临床表现。

（1）呼吸系统症状：咳嗽，流涕，胸部X线片提示间质性肺炎、胸腔积液等。

（2）消化系统症状：腹痛、呕吐、腹泻等非特异性症状。肝脏血管比较丰富，故川崎病易累及肝脏，但是大多患儿无特异性临床症状，仅在血液学检查时发现有肝功能异常，如谷草转氨酶、谷丙转氨酶、谷氨酰转肽酶升高，白蛋白下降，严重者可出现胆汁淤积。部分患儿可出现胆囊积液、肠间隙积液等，表现严重的腹痛、腹胀等。

（3）泌尿系统：可出现一过性肉眼血尿（小便颜色像洗肉水或者西瓜汁，呈现淡红色）、蛋白尿、尿道炎或无菌性脓尿，男孩可能出现睾丸肿胀。

（4）神经系统：最常见的是无菌性脑脊髓膜炎。该表现多发生于病初2周，多见于小婴儿，可以表现激惹、烦躁、前囟区隆起；较大年龄患儿可有嗜睡、双眼凝视、昏迷等意识障碍，症状多在数日内消失。脑脊液检查可有炎症表现，如白细胞增多等，但是细菌培养阴性。除无菌性脑脊髓膜炎外，部分患儿可出现其他神经系统症状，如面神经麻痹（血管炎症反应波及面神经，或邻近部位血管形成动脉瘤、动脉扩张等，一过性压迫面神经）、听力丧失等。

（5）骨关节系统：发生关节炎，分为早发性和迟发性；常累及多个指间关节和负重关节，可表现关节肿痛、关节腔积液等。

（6）凝血系统：部分患儿会发生凝血功能异常。

家长们了解到川崎病的这些主要特征后，当孩子出现发热并有相关表现时需配合医生进行进一步检查，以便早期诊断，为孩子赢得最佳的治疗时机，避免一些不良后果的发生。

第四节　川崎病对心血管系统的影响

通过前文阅读，大家应该对川崎病有了一个大概的了解。那么大家有没有想过，这样一个表面看起来与心脏似乎没有关联的疾病怎么会影响心血管系统呢？接下来，就让我们一起来看看川崎病对心血管的"杀伤力"有哪些。

心血管系统包括心脏和血管，是人体的主要循环系统。它在帮助机体清除代谢产物的同时，负责向全身的组织和器官输送氧气和养分。心脏通过其泵血功能维持血液循环，而血管则调节血液流到身体各个部位，保持人体的生理机能。

川崎病是一种急性全身性血管炎症性疾病，其对心脏血管的侵犯是最严重的并发症。急性期炎症能特异性累及冠状动脉从而导致冠状动脉损伤（coronary artery lesion，CAL）。未经治疗的川崎病 CAL 发生率在 18.6%~26.0%，其中包括冠状动脉扩张、冠状动脉瘤，该损伤会导致冠状动脉内血栓形成从而发生血管狭窄、闭塞，继而发生心肌缺血、心肌梗死等严重并发症（表1-1）。严重者需要冠状动脉搭桥或介入手术干预，是发达国家和地区儿童最常见后天性心脏病，病死率在 0.03%。

表 1-1　川崎病急性期炎症对心血管系统的影响

影响类别	具体表现
冠状动脉损伤	·冠状动脉扩张 ·冠状动脉瘤 ·冠状动脉内血栓形成 ·冠状动脉内血管狭窄/闭塞
心肌病变	·心肌缺血 ·心肌梗死 ·心肌收缩功能下降 ·心肌炎症
瓣膜病变	·瓣膜反流
其他部位病变	·动脉瘤

根据是否有冠状动脉扩张、冠状动脉瘤的大小和多少，以及是否伴有心肌缺血将冠状动脉损伤分为Ⅰ～Ⅴ级。

川崎病对心血管的损伤除引起冠状动脉损害之外，急性期还会发生心肌收缩功能下降，瓣膜反流，心肌炎症；此外，也可引起其他部位的动脉瘤并出现相应的临床症状。

第一章 川崎病的基础知识

第五节 川崎病的其他并发症

前文对川崎病的主要临床表现和对心血管系统的影响做了详细的讲解，那么川崎病还会引起哪些严重并发症呢？

1. 川崎病休克综合征

川崎病休克综合征是指川崎病患儿出现持续收缩压低于正常同龄儿正常血压的20%以上，或者出现少尿、意识障碍、心动过速等组织低灌注而需要使用血管活性药物。该并发症发生机制目前不清楚，好发于6月龄以下的小婴儿以及10岁以上的大年龄儿童。我国尚无全国性川崎病休克综合征的流行病学数据，某些区域性研究显示其发生率为1.16%~2.23%，及时识别和积极治疗后大多数预后良好。

2. 巨噬细胞活化综合征

巨噬细胞活化综合征是川崎病的一种严重并发症，发生率为1.1%~1.9%（因该病诊断较困难，还有部分病例漏诊），可以发生于疾病的任何阶段。5岁以上患儿尤其高发，以T淋巴细胞或巨噬细胞过度活化为特征，引发细胞因子风暴，导致机体出现异常免疫状态，病情进展迅速，可并发全身多脏器功能损害，如不能及时诊断、治疗，死亡率在20%~60%。

巨噬细胞活化综合征比较罕见，诊断有一定难度，目前国内常用诊断标准为出现以下8条中的5条即可诊断：①发热，热峰＞38.3℃；②脾大；③血细胞减少：Hb＜90 g/L，PLT＜100×10^9/L，

嗜中性粒细胞 < $1×10^9$/L；④高甘油三酯血症（空腹 > 3 mmol/L）和（或）低纤维蛋白原血症（< 1.5 g/L）；⑤骨髓活检或脾、淋巴结、肝脏发现噬血细胞；⑥ NK 细胞活性降低或完全缺乏；⑦血清铁蛋白 > 500 ng/mL；⑧可溶性 CD25（IL-2 受体）增高。

看到这里，相信大家已经对这种会烧到"伤心"的疾病有了一个初步了解，心里会有新疑问陆续出现，面对如此强大的一个"敌人"，我们该如何应对呢？或许后文会给我们一颗"定心丸"。

参考文献

[1] Kawasaki T. Acute febrile mucocutaneous syndrome with lymphoid involvement with specific desquamation of the fingers and toes in children[J]. Arerugi, 1967, 16(3):178-222.

[2] Kawasaki T, Kosaki F, Okawa S, et al. A new infantile acute febrile mucocutaneous lymph node syndrome (MLNS) prevailing in Japan[J]. Pediatrics, 1974, 54(3):271-276.

[3] 诸福棠,陈荣华,诸平. 实用儿科学 [M]. 第 9 版. 北京：人民卫生出版社, 2019.

[4] Xie L P, Yan W L, Huang M, et al. Epidemiologic features of Kawasaki disease in Shanghai from 2013 through 2017[J]. J Epidemiol, 2020, 30(10):429-435.

[5] Onouchi Y. The genetics of Kawasaki disease[J]. Int J Rheum Dis. 2018, 21(1):26-30.

[6] 李艳飞,周岩,朴金花. 双胞胎婴儿同患川崎病报告 [J]. 中国实用儿科杂志, 2013, 28(7):553-554.

[7] 周倩沁,吴军华,邱海燕. 川崎病病因及发病机制的研究进展 [J]. 浙江

医学, 2019, 41(13):1443-1446.

[8] 中华医学会儿科学分会心血管学组. 川崎病冠状动脉病变的临床处理建议（2020年修订版）[J]. 中华儿科学杂志, 2020, 58(9):718-724.

（杜鹃　张婉莹　张梅红　聂旭）

第二章 川崎病的流行病学特征

第一节 川崎病地区和季节流行特征

一、亚裔儿童友容易得川崎病

随着川崎病诊断标准的不断完善,其发病率也呈现不断增高的趋势。川崎病在亚裔儿童或者东亚地区儿童的发病率高于欧洲和北美国家儿童。有研究表明,每10万名日本儿童中约有300名儿童会在5岁前患川崎病,而在美国5岁以下儿童中每10万名约有20名患川崎病,其中又以亚裔发病率最高。美国的川崎病流行病学研究证实了不同种族对川崎病发病率的显著影响。例如,亚裔和太平洋岛民的发病率分别是白种人的2.5倍和1.5倍;亚裔人口较高的州通常也有更高的川崎病发生率。例如,夏威夷是美国所有州郡里亚裔和太平洋岛民人口比例最多的州,因此也成为美国川崎病发病率最高的州。

二、川崎病发病的季节特点

川崎病发病有季节特点。在日本、美国、英国及爱尔兰以冬春季为发病高峰，而我们国内以春季和夏季（5~8月）为流行高峰，低峰期出现在冬季（12月至次年1月）。日本研究发现，在0~1岁、1~2岁、2~3岁、3岁以上4个年龄组的发病率、季节性的一致性程度在各地区之间表现出不同的增加率，季节周期随年龄组而异，提示可能与不同年龄组的孩子有不同的环境暴露强度有关系。

第二节　川崎病多发年龄和性别

川崎病主要发生在5岁以下的儿童，占80%~90%；6个月以内的婴儿相对少见，约在10%以内。这可能和宝宝有来自母体的抗体保护有关。而大于5岁的儿童发病率较低可能与其自身免疫力增强，或者已经接受各种感染因素的作用产生了相应的免疫力有关。男孩的发病率明显高于女孩，男女之比为（1.5~1.8）:1。

我国不同省份及地区采用不同的调查方法进行川崎病的流行病学研究。2000年和2004年，北京川崎病在小于5岁儿童中发病率为40.9/100 000和55.1/100 000。在上海，调查问卷和诊断标准被发放至提供儿科医疗的50所医院中，1998—2002年，在小于5岁儿童中其发病率为27.3/100 000，在2003—2007年增至46.3/100 000。一项1999—2008年吉林省川崎病流行病学调查指出，吉林省小于 5 岁儿童中其发病率从 1999 年 1.39/100 000 上升至 2008 年 11.07/100 000，10 年期间共确诊川崎病患儿 577 例，男性明显多于女性（分别是 382 例和 195 例）。在四川，开展了一项针对 1997—2001 年四川省所有医院住院过的川崎病患者的流行病学调查，结论是川崎病发病率逐年上升，在整个调查年限里，在小于 5 岁儿童中其发病率为 7.1/100 000。根据在内蒙古 2001—2013 年确诊的川崎病患儿数据统计结果，其川崎病发病率也呈上升趋势（2013 年，在小于 5 岁儿童中其发病率为 7.7/100 000），发病年龄高峰是 ≤ 1 岁（占患者总数 56%），男女患者比例为 1.64∶1。

川崎病的复发率：在日本，其复发率不到 3%；在美国，其复发率约为 1.7%（美国的亚裔和太平洋岛民血统的川崎病复发率为 3.5%）。

川崎病死亡率较低（＜ 0.2%），心肌梗死是该病患者最常见的死亡原因。

参考文献

[1] Holman R C, Curns A T, Belay E D, et al. Kawasaki Symdrome hospitalizations in the United States, 1997 and 2000[J]. Pediatrics, 2003, 112(3 Pt 1):495-501.

[2] Makino N, Nakamura Y, Yashiro M, et al. Nationwide epidemiological survey of Kawasaki disease in Japan, 2015–2016 [J]. Pediatrics International. Pediatr Int. 2019, 61(4):397-403.

[3] Holman RC, Bilay ED, Christensen KY, et al. Hospitalizations for Kawasaki

syndrome among children in the United States, 1997–2007 [J]. Pediatr Infect Dis, 2010, 29(6):483-488.

[4] Lee W, Cheah C S, Suhanini S A, et al. Clinical manifestations and laboratory findings of Kawasaki disease:beyond the classic diagnostic features [J]. Medicina (Kaunas), 2022, 58(6):734.

[5] DeHaan L L, Copeland C D, Burney J A, et al. Age-Dependent variations in Kawasaki disease incidence in Japan[J]. JAMA Netw Open. 2024, 7(2):e2355001.

[6] 杜忠东, 陈笑征. 川崎病流行病学研究进展 [J]. 中国实用儿科杂志, 2017, 32(8):565-569.

（濮泽琼　李婉宁　谢利剑）

第三章 川崎病的诊断和鉴别诊断

川崎病在发病的早期和普通感冒的发热极其相似，它对小婴儿特别不友好，越小的孩子症状越有隐匿性，若不及时就诊，冠状动脉瘤的发病率就会明显增加。医生要从蛛丝马迹中早发现苗头，防患于未然。那么，我们如何做到早期发现和诊断川崎病，它要和哪些疾病相鉴别呢？

第一节 早期发现——儿童健康的关键

在门诊，有很多发热的川崎病患儿早期就诊时会容易被当成细菌感染治疗，但经过治疗后体温不但不退，炎症指标不降反升，随后出现皮疹、眼红、口唇干裂、草莓舌、颈部淋巴结肿大、手足指（趾）肿胀蜕皮、接种卡介苗的皮肤周围出现红肿、肛周蜕皮等表现，这时就需要警惕川崎病。但有时候川崎病早期并未出现所有症状，有时部分患儿在整个疾病过程中仅出现 2~3 个典型症状，或者仅仅表现为不明原因发热。流行病学研究显示，在川崎病患儿中，96.6% 会有发热 ≥ 5 天，88.3% 出现结膜充血，84.3% 出现口唇及口腔改变，78.6% 出现皮疹，73.1% 出现颈部淋巴结肿大，约 50%

有四肢末端改变，给早期诊断带来困难，容易造成诊断和治疗的延误，从而导致冠状动脉损伤发生率的增加，为了提高川崎病的早期诊断率，做到不漏诊，临床引入了不完全性川崎病的概念。

近十年来，中国、日本等国家中临床症状不典型的不完全性川崎病的发生率逐年增高，很多川崎病宝宝的症状在病程很晚时才会出现，结果还没治疗就已经出现冠状动脉损害。所以，早期发现，及时确诊及治疗，尤为关键。

第二节　如何确诊川崎病

川崎病是一种基于临床表现诊断的疾病，到目前为止，还没有一项指标可以作为该病早期诊断的"金标准"。川崎病自1967年首次报道以来，日本、欧美各国、中国等均发表了有关该病的诊断和治疗指南并经历了多次更新。2017年3月底，美国心脏协会（AHA）发布了《川崎病诊断、治疗和长期管理共识》，详细介绍了川崎病的诊断和管理，并提出了不完全性川崎病的诊断流程。我国经过多次临床专家组的意见征集及修订，于2022年在《中华儿科杂志》发表了《川崎病诊断和急性期治疗专家共识》（以下简称《共识》）。

根据《共识》，发热是川崎病诊断的必备条件，几乎所有川崎病患儿都有发热症状，而且体温可达39℃，甚至超过40℃，表现为持续高热不退，使用抗生素治疗无明显效果。除发热表现外，典型的川崎病诊断还需符合以下主要临床表现的任意4项：

（1）手足的改变：大部分患儿在急性期可出现手掌、足底充血潮红及硬性水肿，可能有疼痛感，2~3周后手足指（趾）端从指（趾）甲周围开始出现蜕皮，少部分患儿在1~2个月后指（趾）甲可以看见贯穿指（趾）甲的深横沟或者出现指（趾）甲脱落的现象。

（2）皮疹：皮疹通常在发热5天内出现，可分布于身体各个部位（图3-1），如胸部、腹部、背部、四肢、颜面部、大腿根部等处，小宝宝可表现为会阴部皮疹及肛门周围皮肤潮红甚至蜕皮。皮疹的形状一般表现为多形性弥漫性红色斑丘疹或者小颗粒状像猩红热样的皮疹，但不会出现瘀斑，皮疹消退后不留色素沉着或者瘢痕。关于皮疹，特别要提醒大家注意的是，在患儿特别是小婴儿不明原因发热同时伴有炎症指标增高时，家长要每天查看患儿上臂卡介苗接种部位，是否出现红晕，这条线索对诊断具有很高的参考价值，是川崎病较为特异性的表现。

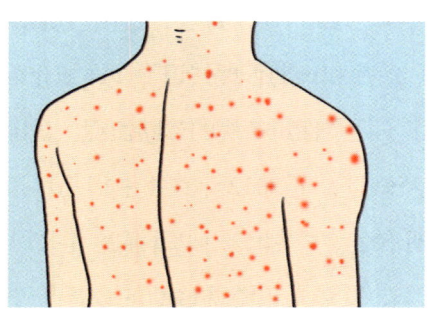

图3-1　川崎病皮疹

（3）眼睛的改变：绝大部分患儿病程中出现双侧眼球结膜充血但无明显的疼痛感，不出现眼部脓性分泌物（图3-2）。一般在

第三章　川崎病的诊断和鉴别诊断

2~5天后可恢复，可以请眼科医生给予专科检查。因此，如果孩子发热多天伴有"兔子眼睛"样充血，而且没有分泌物的则应到医院找医生进行川崎病相关检查。

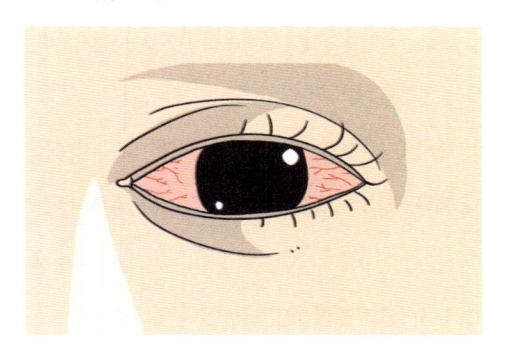

图 3-2　川崎病眼睛的改变

（4）口唇的改变：对于有经验的医生来说，看一眼患儿的口唇即可获取很多信息，典型的川崎病口唇充血明显，干燥伴有皲裂，甚至出血，让患儿张大嘴巴检查，其会出现口腔黏膜弥漫性充血、草莓舌等表现（图3-3）。在川崎病中，口唇的改变发生率相当高。

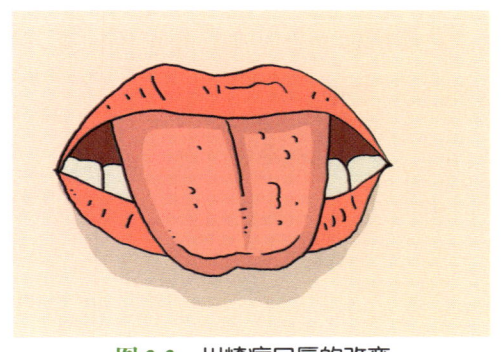

图 3-3　川崎病口唇的改变

（5）颈部淋巴结肿大：相对来说这项不是最常见的症状，且痛感不明显，多数在单侧的颈前三角区，所以家长可能会忽视此症状，往往在因发热就诊医生体检时发现，淋巴结肿大可与发热同时或发热前出现，触碰的时候稍有压痛，表面没有波动感，淋巴结直径一般 ≥ 1.5 cm。

如果患儿符合以上 5 项当中的 4 项同时伴有发热，那么在除外其他发热出疹性疾病的基础上即可诊断其患有川崎病，且为完全性川崎病。

具有典型症状的川崎病的诊断通常难度不大，但是不完全性川崎病由于部分症状和体征不出现，具有一定的隐匿性和欺骗性，明确诊断存在困难，容易误诊为其他疾病或漏诊，导致发生心脏后遗症甚至严重的不良结局。

2017 年美国心脏病学会对不完全性川崎病诊断梳理了诊断流程（图 3-4）。《共识》也对不完全性川崎病的诊断提出了相关建议。在缺乏诊断"金标准"的情况下，可进行相关的实验室检查，如血生化指标、炎症指标、心脏血管超声等检查，给医生对此疾病的临床思维判断提供帮助。

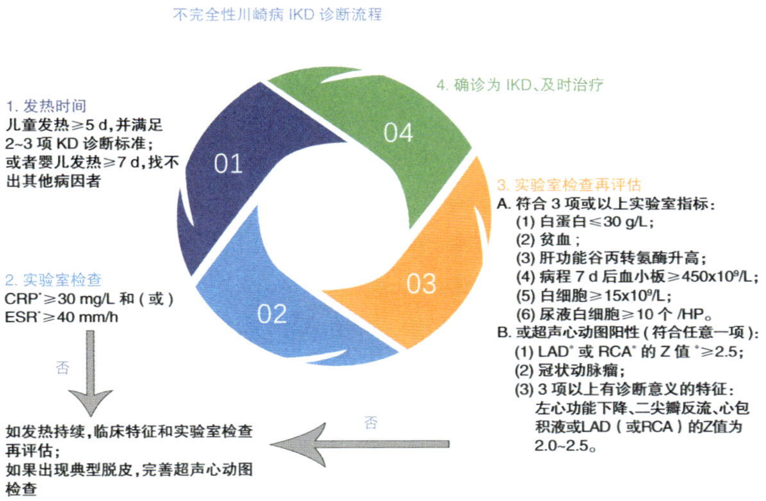

第三章　川崎病的诊断和鉴别诊断

不完全性川崎病 IKD 诊断流程

1. 发热时间
儿童发热≥5 d，并满足 2~3 项 KD 诊断标准；或者婴儿发热≥7 d，找不出其他病因者

2. 实验室检查
CRP*≥30 mg/L 和（或）ESR*≥40 mm/h

否 ↓

如发热持续，临床特征和实验室检查再评估；
如果出现典型脱皮，完善超声心动图检查

← 否

3. 实验室检查再评估
A. 符合 3 项或以上实验室指标：
(1) 白蛋白≤30 g/L；
(2) 贫血；
(3) 肝功能谷丙转氨酶升高；
(4) 病程 7 d 后血小板≥450×10⁹/L；
(5) 白细胞≥15×10⁹/L；
(6) 尿液白细胞≥10 个/HP。
B. 或超声心动图阳性（符合任意一项）：
(1) LAD* 或 RCA* 的 Z 值*≥2.5；
(2) 冠状动脉瘤；
(3) 3 项以上有诊断意义的特征：左心功能下降、二尖瓣反流、心包积液或 LAD（或 RCA）的 Z 值为 2.0~2.5。

4. 确诊为 IKD、及时治疗

图 3-4　不完全性川崎病诊断流程

* 注：CRP 为 C 反应蛋白；ESR 为红细胞沉降率；LAD 为冠状动脉左前降支；RCA 为右冠状动脉；Z 值是判定冠状动脉是否扩张的一个指标，要通过超声心动图进行测量和计算。

当患儿发热时间长，达到 3~5 天，没有明显的原因可解释时，需要注意观察患儿有没有结膜充血、口唇发红、手足肿胀、皮疹等，先看手足再看身体，随后"定睛"检查面部和颈部，这样可以做到不遗漏任何一个细节。就诊时，家长需要仔细回忆患儿发热以来是否出现过某些特异性表现，如卡介苗接种处的红肿、肛周脱皮、指（趾）端的膜状脱皮等表现，来帮助医生做出准确的诊断。医生在接诊时也要仔细进行体格检查，一旦怀疑，就应该进行实验室评估，如果实验室检查显示中性粒细胞为主的白细胞计数正常或升高，急性期 C 反应蛋白和红细胞沉降率升高，出现血钠、白蛋白下降、肝脏转氨酶升高及无菌性脓尿,等等,或者超声心动图出现冠状动脉病变,那么在排除其他疾病后,即可诊断不完全性川崎病。

诊断川崎病的时候还需要与以下疾病鉴别:

(1)病毒感染引起的出疹性疾病。例如,麻疹患儿同样表现为发热、皮疹、抗生素治疗无效。某医院门诊医生收治了一个1岁多的患儿,初步诊断为"川崎病可疑"。该患儿有发热、出疹、眼部充血、颈部淋巴结肿大、口唇红肿皲裂,在门诊进行两天抗生素治疗无明显疗效,的确比较符合川崎病的诊断。医生仔细询问了病史进行详细的体检后发现该患者疫苗接种史不完整,卡他症状很明显,口腔黏膜见白色附着物——柯氏斑较为明显。后续的实验室检查也证实了该名患儿是患了麻疹而不是患了川崎病。因此,病毒性出疹性疾病一定要注意鉴别,病毒感染的实验室检查C反应蛋白升高不明显,白细胞数一般在正常范围或者稍有下降,白细胞比例以淋巴细胞为主。麻疹患儿一般卡他症状明显,鼻涕多;双眼球结膜充血,有分泌物;皮疹有典型的出疹顺序;部分患儿可看到口腔颊黏膜麻疹黏膜斑(Koplik 斑);可有流行病接触史,这些都是与川崎病的不同之处。如果单从临床症状难以鉴别的时候可以借助实验室检查技术,如病毒核酸、抗原、抗体等。截至目前,川崎病的病因仍不明确,某些病毒感染可能是川崎病致病因素，所以即使病毒的检测阳性，也需慎重，不能掉以轻心完全排除川崎病，应结合临床症状、各项诊断标准进行综合分析。

（2）传染性单核细胞增多症。传染性单核细胞增多症的表现有发热、皮疹、颈部淋巴结肿大，与川崎病较为相似。但传染性单核细胞增多症在辅助检查中外周血常规白细胞计数升高且以淋巴细胞分类为主，同时涂片可见异型淋巴细胞增多，EB病毒相关衣壳抗原和早期抗原IgM抗体和病毒DNA等阳性结果，可用于鉴别。

（3）猩红热。猩红热是A组乙型溶血性链球菌感染所致的疾病，有传染性。猩红热可表现为发热、皮疹、咽痛、草莓舌，皮疹消退后出现脱皮和脱屑，川崎病也会表现为猩红热样皮疹，两者表现较为相似，但是该病患儿扁桃体可有脓性分泌物，而川崎病患儿咽部鲜少有脓性分泌物；该病对青霉素或者头孢类抗生素较为敏感，而川崎病使用抗生素治疗无效。

（4）幼年特发性关节炎。川崎病和幼年特发性关节炎均为多系统损害的发热性疾病，均无单一的特征性临床表现和实验室特征，对于发热时间较长的患儿不能忽视此类疾病。幼年特发性关节炎是儿童期较为常见的风湿性疾病，一般表现为发热时间长、通常超过6周，伴有关节炎、红斑样皮疹、淋巴结和肝脾肿大，实验室检查白细胞及中性粒细胞升高、红细胞沉降率及C反应蛋白明显升高。幼年特发性关节炎有别于川崎病的表现：①该病发热时间长且发热时皮疹及全身中毒症状明显，热退则恢复正常，而川崎病的特点是急性发热性疾病，热程很少超过2周，皮疹也为一过性发作；②幼年特发性关节炎很少伴有眼球结膜充血、手足硬肿、指（趾）脱皮等表现，川崎病使用丙种球蛋白（简称丙球）治疗后绝大部分患儿病情趋于稳定，临床症状得以改善，而丙球治疗对幼年特发性关节炎往往无效。

（5）重症渗出性多形性红斑。这类疾病比较少见，是一种与免疫相关的急性炎症病变，一般表现为广泛的黏膜病变及内脏受累，需要与川崎病鉴别。重症渗出性多形性红斑的皮疹表现为多形性红斑，常伴有水疱、糜烂和结痂，眼球结膜充血伴有明显的脓性分泌物，口咽部可有假膜形成，而川崎病患者一般无此表现。

（6）急性细菌性淋巴结炎。单侧颈部淋巴结如果在发热早期就出现明显肿大，容易被误诊为急性细菌性淋巴结炎而忽视了川崎病的诊断。反复使用抗生素而未见其产生效果，甚至做淋巴结穿刺仍不能明确诊断，所以发热伴有单侧颈部淋巴结肿大者一定不能忽视川崎病的存在。小部分患儿可并发咽后壁脓肿或蜂窝织炎，掩盖川崎病的诊断。因此，临床医师在急性细菌性淋巴结炎抗感染治疗效果不佳时应注意与川崎病鉴别，必要时要进行相关的辅助检查再次评估。

参考文献

[1] 张新艳, 杨婷婷, 何婷, 等. 2012至2016年单中心川崎病流行病学及临床特征研究[J]. 中国循证儿科杂志, 2018, 13(6):427-433.

[2] Nomura Y, Yashiro M, Masuda K, et al. Treatment change and coronary artery abnormality in incomplete Kawasaki disease[J]. Pediatr Int, 2020, 62(7):779-784.

[3] Kawasaki T. Acute febrile mucocutaneous syndrome with lymphoid involvement with specific desquamation of the fingers and toes in children[J]. Arerugi, 1967, 16(3):178-222.

[4] McCrindle B W, Rowley A H, Newburger J W, et al. Diagnosis, treatment, and longterm management of Kawasaki disease: A scientific statement for health professionals from the American Heart Association[J]. Circulation, 2017, 135(17):e927-e999.

[5] 中华医学会儿科学分会心血管学组, 中华医学会儿科学分会风湿学组, 中华医学会儿科学分会免疫学组, 等. 川崎病诊断和急性期治疗专家共识[J]. 中华儿科杂志, 2022, 60(1):6-13.

[6] 张丽. 川崎病的诊断要点[J]. 中国实用儿科杂志, 2017, 32(8):569-572.

[7] Behmadi M, Alizadeh B, Malek A. Comparison of clinical symptoms and cardiac lesions in children with typical and atypical Kawasaki disease[J]. Med Sci (Basel), 2019, 7(4):63.

[8] 焦富勇, 穆志龙, 杜忠东, 等. 儿童不完全性川崎病的诊治[J]. 中国当代儿科杂志, 2023, 25(3):238-243.

[9] 泮思林, 刘芳, 罗刚. 日本《川崎病诊断指南（第6次修订版）》要点解读[J]. 中国实用儿科杂志, 2020, 35(11):846-849.

[10] Loh A, Kua P, Tan Z L. Erythema and induration of the Bacillus Calmette Guérin site for diagnosing Kawasaki disease[J]. Singapore Med J. 2019,

60(2):8993.

[11] 中华医学会儿科学分会心血管学组, 中华儿科杂志编辑委员会. 川崎病冠状动脉病变的临床处理建议（2020年修订版）[J]. 中华儿科杂志, 2020, 58(9):718724.

[12] Jindal A K, Pilania R K, Prithvi A, et al. Kawasaki disease: characteristics, diagnosis, and unusual presentations[J]. Expert Rev Clin Immunol, 2019, 15(10):10891104.

[13] 黄玉娟, 李凤凌, 田园, 等. 中国儿童川崎病诊疗循证指南（2023年）[J]. 中国当代儿科杂志, 2023, 25(12):1198-1210.

[14] 中国医师协会儿科医师分会风湿免疫学组, 中国儿童免疫与健康联盟, 《中国实用儿科杂志》编辑委员会. 儿童风湿性疾病相关巨噬细胞活化综合征诊断与治疗专家共识之五：川崎病篇[J]. 中国实用儿科杂志, 2020, 35(11):841-845.

（陈叶　温清芬　谢利剑）

第四章 川崎病的治疗策略

川崎病的一线治疗药物目前公认的是静脉丙球和阿司匹林，随着该方案的广泛应用，冠状动脉病变的发生率逐年下降，由20%~25%降低至5%~9%。但是也有小部分患儿在使用了静脉丙球之后疾病依旧得不到控制，表现为持续发热等症状，发生丙球无反应。那么这时候还有其他办法吗？本章详细讲述川崎病的住院指征和治疗。

第一节 如何判断川崎病患儿是否需要住院

在本书的第三章，已详细讲述了川崎病的诊断标准，该病一经明确诊断，须立即住院，因为早期静脉应用丙球可降低冠状动脉损害等多种并发症的发生。

在现实生活中，并不是所有的川崎病患儿均出现上述典型症状，而且部分临床症状会在数天内消退，使诊断难度增加，需要医生仔细询问和检查先前的症状和体征以助于确定诊断。当临床怀疑但是依据不充分时，需依靠实验室检查帮助诊断。

认识川崎病，保护我们的下一代

情景再现：在儿科门诊诊室里，一位家长焦急地说："医生，我们家孩子到底得了什么病？发热好几天了，一开始我以为是感冒了，吃了退热药、感冒药、消炎药，一点作用都没有，还是一直在发热，眼睛都烧红了，嘴巴也裂了，我该怎么办啊？"医生转头看向患儿，一个3岁左右的男孩，头上贴着退热贴，小脸红扑扑的，详细查体后发现：孩子双侧眼球结膜充血、口唇皲裂，有草莓舌，身上没有皮疹，手足指尖无硬肿，颈部未摸到肿大淋巴结，卡介苗接种部位无红肿。

医生大脑飞速思考：目前孩子除了反复发热外，只出现2种特征性表现，到底是不是川崎病呢？既然临床诊断不明确，只能靠检验技术了。

医生立即让孩子去做以下检查：血常规＋C反应蛋白＋血沉＋肝功能＋尿常规＋心脏彩超等。结果终于出来了：血白细胞（WBC）$\geq 15\times10^9$/L、C反应蛋白≥ 30 mg/L、丙氨酸氨基转移酶升高、尿 WBC ≥ 10个/高倍视野，心脏彩超未见明显异常。

看到这个结果，医生告诉家长：孩子有可能是不完全性川崎病。家属不解地问：不完全性川崎病是不确定的意思吗，还不能明确诊断吗？医生耐心地向家属解释病情后，建议立即住院治疗，将患儿收入儿科病房，使用丙球后，患儿当晚体温降至正常，经过后期治疗顺利出院。

第二节 川崎病的治疗策略

提到川崎病的治疗，就不得不提它的两大法宝：静脉丙球和阿司匹林，静脉丙球联合阿司匹林是一线治疗方案。

丙球是一种生物制品，提到这一点，家长不免担心其安全性。丙球具有免疫调节作用，可应用于自身免疫性、炎症性疾病及器官移植等多个领域，1983年首次用于治疗川崎病。随着科学技术不断提高，丙球的纯度越来越高，其安全性也不断提高，因此，是可以放心使用的。丙球使用最佳时机是在发病后5~10天内。川崎病是一种系统性血管炎，冠状动脉炎发生在发病后6~8天，并且在发病后10天左右炎性细胞累及冠状动脉全层。这就是为什么我们要在发病后10天内使用丙球，当然，发病后7天内应用最佳，可以明显降低冠状动脉病变的概率。静脉丙球的剂量一般为2 g/kg，单次使用。当然，丙球治疗中也可能会产生一些不良反应，有2%~25%患儿会出现头痛、一过性中性粒细胞减少、发热、寒战、低血压、过敏反应、急性肾衰竭、血栓形成等，对于头痛、一过性中性粒细胞减少、寒战等，一般无须特殊处理。血栓发生的概率为1%~16.9%，可采用预先水化、降低丙球输注速度或者预防性使用阿司匹林或低分子肝素降低血栓发生率。

1. 阿司匹林在疾病的不同时期发挥不同的作用

患儿确诊川崎病后，并且还在反复发热的时候，需要每日口服30~50 mg/kg的阿司匹林，这时候大剂量的阿司匹林在体内起到抗炎的作用。待热退后2~3天，阿司匹林的剂量需要减量为每日3~5 mg/kg，这时小剂量的阿司匹林发挥着抗血小板聚集的作用，防止血栓形成。如果没有发生冠状动脉病变，阿司匹林的疗程一般为6~8周。如果发生了冠状动脉病变，则需要持续用药直至冠状动脉病变消失。需要注意的是，在口服阿司匹林的过程中，如果患流感或水痘，或接触过流感、水痘患者，需要暂停使用阿司匹林，及时更换为氯吡格雷（同样是发挥抗血小板聚集的作用）。

2. 丙球无反应型川崎病

如果患者使用静脉丙球36小时后仍有发热或者用药后2~7天再次出现发热，并且排除其他感染因素导致，这种情况称为丙球无反应型川崎病。别慌，我们还有补救措施。

方法1：再次使用1剂2 g/kg的静脉丙球。

方法2：丙球联合糖皮质激素。

方法3：根据临床选择不同类型细胞因子单克隆抗体。用于补救第2次丙球联合糖皮质激素治疗无反应型川崎病，也可直接代替第2次丙球联合糖皮质激素。

环孢素是一种钙调神经磷酸酶抑制剂，既可用于第2次丙球联合糖皮质激素无效、细胞因子单抗治疗无效的情况，同时也可以用于川崎病并发巨噬细胞活化综合征的情况。

3. 川崎病复发

川崎病发病后 2 个月以上再次出现类似症状，可以考虑为川崎病复发，复发率为 1.4%~3%，治疗措施和初次发作相同。

4. 发生心血管后遗症的治疗手段

对于中型冠状动脉瘤或者多发复杂性动脉瘤，需要同时使用小剂量阿司匹林与双嘧达莫或氯吡格雷，从而达到双重抗血小板的作用，预防血栓形成。巨大动脉瘤、冠状动脉血栓，则需要同时使用抗血小板和抗凝治疗，抗血小板药物主要包括阿司匹林、双嘧达莫及氯吡格雷，抗凝药物常见为低分子肝素与华法林。对于冠状动脉血栓形成风险高的患儿，使用阿司匹林、氯吡格雷联合华法林或低分子肝素三联疗法。

参考文献

[1] 穆志龙,焦富勇,谢凯生.《川崎病心血管后遗症的诊断和管理指南(JCS/JSCS 2020)》解读 [J]. 中国当代儿科杂志, 2021, 23(3):213-220.

[2] 诸福棠实用儿科学（第 8 版）[J]. 中国临床医生杂志, 2015, 43(7):47.

[3] 谢利剑,黄敏. 川崎病合并巨噬细胞活化综合征的诊治进展 [J]. 中国小儿急救医学, 2020, 27(9):654-656.

[4] 中华医学会儿科学分会心血管学组,中华医学会儿科学分会风湿学组,中华医学会儿科学分会免疫学组,等. 川崎病诊断和急性期治疗专家共识 [J]. 中华儿科杂志, 2022, 60(1):6-13.

[5] 雷文娟,周奇,高琲,等. 静脉注射免疫球蛋白治疗儿童川崎病的循证指南（2023）[J]. 兰州大学学报（医学版）, 2024, 50(1):52-60,81.

[6] 樊志丹,俞海国,胡坚,等.中国儿童血管炎诊断与治疗系列专家共识之四——川崎病[J].中国实用儿科杂志,2023,38(7):481-488.

（罗闪　王瑾　谢利剑）

第五章　川崎病的危险因素和预防措施

前文我们对川崎病的临床表现、诊断和治疗做了讲述。川崎病病因不明，且对人体的心血管系统有着明显的影响，故而如何预防川崎病及其并发症冠状动脉病变，如何做才能让孩子免受川崎病的攻击以及怎样在孩子出现急性发热和皮疹后去初步判断是否为川崎病，这些想必是家长迫切想要知道的。接下来让我们一起来为孩子布下这道坚固的"防线"。

第一节　川崎病的病因

川崎病，又名皮肤黏膜淋巴结综合征，是一种累及全身中小血管的免疫炎症性疾病，川崎病的危险因素在于免疫及炎症感染两方面。川崎病的发生可能与遗传易感性、环境、感染和免疫异常有关。在具有遗传易感性的基础上，由于感染诱发超抗原反应，导致自身免疫反应的过度活化引起血管炎，最终促成了川崎病的产生。但遗憾的是，几十年来许多研究者利用传统的细菌和病毒培养、血清学检查等均未找到川崎病明确的感染源。

认识川崎病,保护我们的下一代

再来解释下超抗原免疫学说。这里的超抗原指某些细菌或病毒的产物可使很高比例的 T 细胞激活,触发了细胞与分子炎性反应的级联事件,最终导致免疫性血管炎发生。做个简单通俗的比喻,一个超强实力的外寇孤身攻城,引发了城内不同往日的防守,但过度的防守也误伤了城内百姓,造成伤亡,即导致了免疫性血管炎的发生。如果超抗原要引起川崎病的特征病变即多系统受累,则需要进入血液;但川崎病患儿的血清中一直未检测到超抗原(图 5-1)。就好比外寇如要伤及城内百姓需攻入城中才行,但是城内百姓已伤,却一直找寻不到外寇的踪迹,就好似它还有同伙存在。这也是超抗原学说尚未完全验证的原因,川崎病的病因仍然不完全明确。

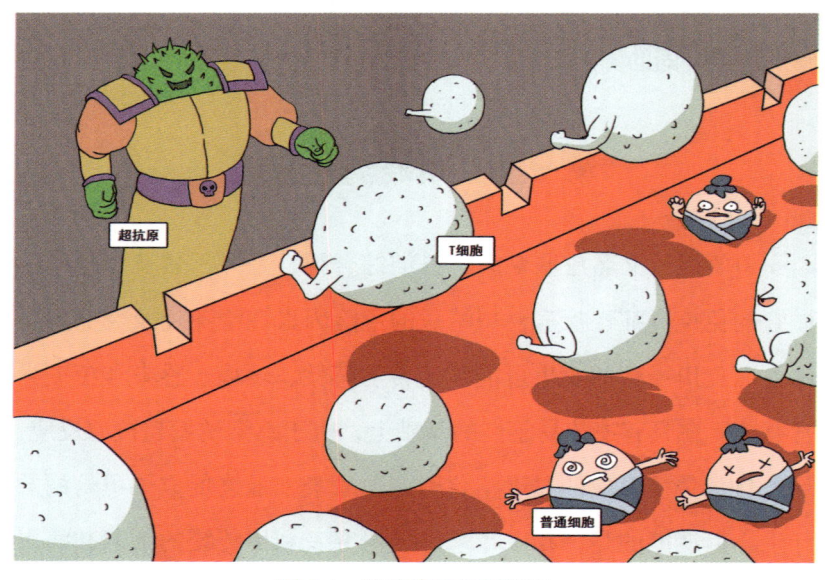

图 5-1 川崎病超抗原学说

第五章　川崎病的危险因素和预防措施

由于川崎病的病因与感染、免疫息息相关，因此预防的关键同样在于提高免疫力及预防感染。目前川崎病没有针对性的疫苗可接种，主动免疫尚无法达成，所以预防的重点主要在于避免感染方面。预防感染又分为两大部分，被感染的主体对象是人，造成感染的是人所接触到的病原体。因此，增强孩子的免疫力，改善居住环境卫生情况，避免消化道、呼吸道等感染对于预防川崎病来说是可操作性较高且有效的方法。

第二节　预防川崎病的坚固防线

如何在孩子身边布下这道坚固的"防线"呢？规律的生活习惯，保证充足的睡眠时间，均衡饮食，保持良好的卫生习惯，可以给孩子建立一个基本的"防线"；进一步做到以下两点可以加固此道"防线"。

（1）川崎病好发于 5 岁以下儿童，其中发病年龄小于 1 岁并发冠状动脉病变的概率更高，且病死率最高。母乳中含有大量的免疫物质，母乳喂养是婴儿免疫的第一道防线。

（2）不建议过度清洁及防护。很多家长可能会有疑问，不让清洁和防护，难道任由孩子接触细菌和病毒吗？卫生假说可以解答这个疑问。卫生假说的免疫学机制是婴幼儿早期免疫系统尚不成熟，在生长发育中免疫系统也在不断完善，须有适量的内毒素引发正常的细胞免疫反应，过多或过少的内毒素对免疫系统的发展皆是不利的。过度的清洁及防护减少了孩子自身免疫系统对病原体产生抗体的机会，没有免疫记忆，感染病原体后免疫反应过度活化的可能性更高。故而在条件允许的情况下，家长应带着孩子多与大自然亲近，增加户外活动，主动增强孩子免疫系统的适应能力。适度清洁，不要过度清洁和消毒生活环境，特别是在婴幼儿生命早期，让孩子有机会接触丰富多样的微生物，有益于孩子免疫系统的发展，也大大降低了免疫系统被超强激活的概率。

面对川崎病这个棘手的"敌人"，除建立"防线"外，还得考虑一旦被攻击后怎样才能让自己所受的伤害最小化。川崎病发生率最高的并发症是冠状动脉病变。那么如何预防它的发生呢？①早期识别川崎病，使用静脉丙球，可以显著降低冠状动脉病变发生。②密切关注冠状动脉的变化情况，定期随访复查心脏超声以便及时发现冠状动脉的变化。

第三节　通过发热和皮疹如何快速识别川崎病

学龄前儿童由于免疫功能未发育完全，因此容易发生感染性疾病，包括发热出疹性疾病，那么如何将川崎病与其他发热出疹性疾病快速区分呢？

川崎病患儿的体温在 39~40℃，多见稽留的高热，即体温持续居高不下，发热时间比普通感染性疾病更长，且抗生素治疗无效。在发热的同时，伴发皮疹也是川崎病的主要体征，分辨该皮疹是川崎病所致还是其他儿童期常见的发热出疹性疾病所致，这可从皮疹出现的时间、部位、形态及消退的时间综合判断。川崎病的皮疹通常在发热后的 5 天内出现，常见全身弥漫性丘疹、猩红热样和多形性红斑样皮疹，皮疹持续时间长，3~7 天消退，个别可出现反复皮疹。川崎病的发热与皮疹之间关系紧密，皮疹时间长者发热时间亦长。川崎病皮疹与常见的易误诊疾病鉴别见表 5-1。

表 5-1　川崎病皮疹与常见易误诊疾病鉴别

疾病名	发热与皮疹的关系	出疹顺序	皮疹形态
川崎病	伴随出疹	全身弥漫	丘疹、猩红热样皮疹、多形性红斑样皮疹
麻疹	发热 3~4 天后出疹	头面颈—躯干—四肢	红色斑丘疹、色素沉着、脱屑、Koplik 斑
猩红热	发热 1~2 天后出疹	颈—腋—腹股沟—全身	密集细小丘疹脱皮
幼儿急疹	发热时或热退后出疹	躯干—颈部—上肢	斑疹、斑丘疹、疱疹、无脱屑

参考文献

[1] 中华医学会儿科学分会心血管学组, 中华儿科杂志编辑委员会. 川崎病冠状动脉病变的临床处理建议（2020 年修订版）[J]. 中华儿科杂志, 2020, 58(9):718-724.

[2] 毛云英, 王慧萍, 徐尔迪. 川崎病患儿皮疹表现和分析 [J]. 中国皮肤性病学杂志, 2003, 17(4):243-244.

[3] 中华医学会儿科学分会心血管学组, 中华医学会儿科学分会风湿学组,

中华医学会儿科学分会免疫学组,等.川崎病诊断和急性期治疗专家共识[J].中华儿科杂志,2022,60(1):6-13.

[4] 范竞一,王策.川崎病冠状动脉病变危险因素的研究进展[J].中国小儿急救医学,2023,30(3):217-220.

[5] 诸福棠,陈荣华,诸平.实用儿科学[M].第9版.北京：人民卫生出版社,2019.

[6] White J, Herman A, Pullen A M, et al. The V beta-specific superantigen+ staphylococcal enterotoxin B: Stimulation of mature T cells and clonal delection in neonatal mice[J]. Cell, 1989, 56(1):27-35.

[7] 皮光环.川崎病研究进展[J].川北医学院学报,2008,23(1):1-7.

（陆美勤　蒋小凤　谢利剑）

第六章　川崎病的复发风险及预防关键

川崎病是一种免疫性血管炎疾病，如诊断治疗不及时，会产生冠状动脉病变。有家长不禁会问，那么得过川崎病还会再得吗？答案是有可能的，但是家长们不用焦虑，川崎病复发的概率并不高。不同患儿复发次数可不相同，比如，有患儿2年内发生5次川崎病，也有患者从得病到复发间隔19年之久的。值得庆幸的是，川崎病复发患儿的冠状动脉病变发生率较初发并无明显升高。那么，复发与初次川崎病临床表现有区别吗，有哪些方法可以预防复发呢？接下来让我们来揭开这些谜底吧！

第一节　川崎病的复发风险

川崎病的复发是指川崎病初次发病时的临床症状体征消失、异常的实验室检查指标完全恢复正常2个月后，再次发病，临床表现符合川崎病的诊断标准。为什么要强调完全恢复正常2个月后呢？因为在患儿看起来已经完全恢复正常的2个月内，身体内部的血管炎症还一直存在（表6-1），所以如果在初次发病后2个月内再次出现川崎病的临床表现,这其实是小朋友尚未痊愈。

表 6-1　川崎病的病程与病理变化

分期	病程	血管病理变化
1 期	1~2 周	大中小血管炎及血管周围急性炎症改变,小静脉血管炎症,中性粒细胞、嗜酸性粒细胞及淋巴细胞浸润和局部水肿
2 期	2~4 周	小血管炎症减轻,中等大小动脉炎症为主,以冠状动脉为代表受侵犯,血管内膜、中膜及外膜均受炎性细胞浸润,伴坏死和水肿,弹力纤维和肌层断裂,可形成血栓和动脉瘤
3 期	4~7 周	小血管炎症消退,中等大小动脉肉芽肿形成,可导致管腔阻塞
4 期	≥7 周	急性血管炎症基本消退,中等大小动脉狭窄、梗阻、疤痕形成、动脉瘤形成、内膜增厚、血栓形成。

有的家长会担心,川崎病有那么多严重的并发症,那么复发率大概是多少呢?川崎病的复发率总体比较低,约为 2%,在不同国家和地区的复发率有一定差别,例如,日本的川崎病患者复发的比例为 2%~4%,韩国为 3.83%,美国为 0.4%~2.7%,我国目前尚无全国范围内研究的流行病学数据,多个儿童医疗中心报道的川崎病复发率为 1.3%~3.4%。复发率虽低,但仍存在复发的风险,因此不可掉以轻心。

哪些群体的患儿复发风险较高呢?这也是许多家长关心的问题。川崎病的复发与很多因素有关。一般来说,川崎病的复发多发生在发病 2 年以内,之后的复发率逐年下降,3 岁以下的患儿更为多见,在婴儿期发病的患儿复发风险更高。男童的复发风险约是女童的 3 倍(这可能和男性儿童遗传易感性有关)。一般除年龄、性别及遗传背景外，也可以从患儿的症状及实验室检查中寻找川崎病复发的蛛丝马迹，例如，患儿发热时间持久、血红蛋白水平偏低，血小板升高，谷草转氨酶水平较高，初发时有冠状动脉病变、合并肺炎支原体感染、丙球耐药、C反应蛋白明显升高等。患儿如果有上述高危因素，那么川崎病复发的风险就会更高。因此，当患儿存在这些表现时，需要更加小心，警惕川崎病卷土重来。

第二节　川崎病复发的征兆和表现

川崎病痊愈以后，除定期去医院复诊外，我们该怎样观察小朋友的表现，在生活中发现川崎病复发的证据呢？

下面给大家分享一个真实病例：小A是一个5岁的男孩，3个月前首次确诊为川崎病，已于医院规范治疗后出院。这次就诊是因为再次出现了发热，口服头孢克洛治疗后仍发热难退，血常规报告提示C反应蛋白升至108 mg/dL，经医生评估后确定为川崎病复发。

那么，对于曾患有川崎病的患儿来说，如果出现了不明原因的反复发热，发现颈部或者其他部位有肿块，结膜充血（眼红），皮疹及指（趾）端硬肿等这些典型的临床表现（图6-1），且在医生指导下进行规范的抗感染治疗后症状还没有明显好转时，就要警惕川崎病的复发。

总体而言，复发川崎病和初发川崎病的主要临床表现相似，

认识川崎病，保护我们的下一代

但可能没有那么典型，所以也容易被误诊，所以既往病史就显得尤为重要，即就诊时家属需及时向医生说明既往情况。

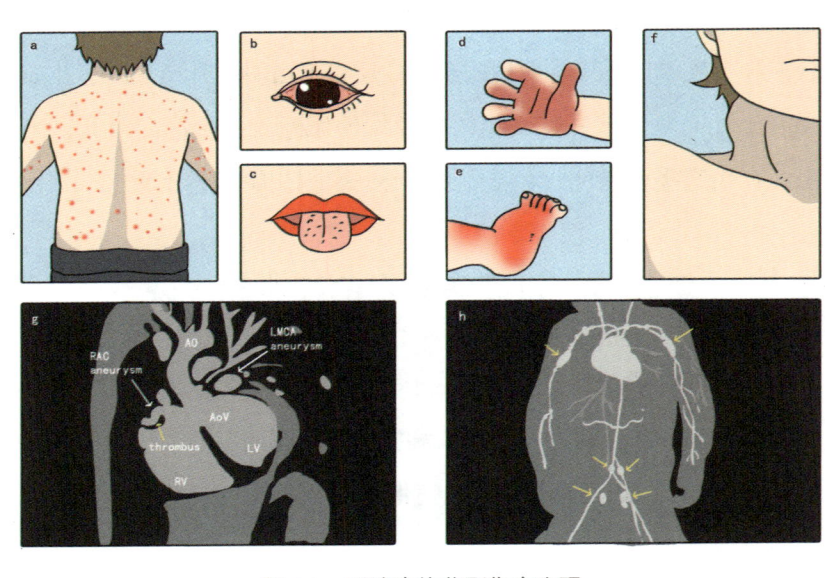

图 6-1　川崎病的典型临床表现

a. 皮疹：弥漫性斑丘疹，或多形性红斑；b. 结膜炎：无渗出物的眼球结膜充血；c. 口腔变化：口唇充血皲裂、草莓舌、口腔和黏膜充血；d、e. 手足硬肿：恢复期指（趾）端膜状脱皮；f. 颈部淋巴结肿大：通常为单侧，淋巴结直径 ≥ 1.5 cm；g. 冠状动脉瘤：磁共振图像显示左心室流出道巨大的右冠状动脉（RCA）动脉瘤伴非闭塞性血栓（黄色箭头）和巨大的左冠状动脉主动脉瘤（LMCA）；h. 外周动脉瘤：磁共振图像显示腋窝动脉、锁骨下动脉、髂动脉和股动脉（黄色箭头）的动脉瘤
（资料来源：美国心脏病协会《关于川崎病的诊断、治疗和长期管理》）

前文已经谈到，除以上典型的临床症状外，川崎病患儿还会出现呼吸道症状、肝功能异常、无菌性脓尿及无菌性脑膜炎等。因此，在怀疑川崎病复发的时候，特别是临床症状还不足以诊断的时候，临床医生往往会做一系列其他脏器功能和炎症指标的评估，也就是

按照不完全性川崎病诊断流程进行评估。此外，值得一提的是川崎病具有自限性，且临床症状可能随着时间的推移而消失。因此，既需要家长及时就诊及密切观察患儿的临床变化特征，又需要医生详细询问病史及结合实验室检查来综合评估、诊断及鉴别。

第三节　预防川崎病复发的重要措施

川崎病是一种累及全身中小血管的免疫炎症性疾病，但目前川崎病复发的病因尚不明确，一般考虑可能与感染、机体免疫功能紊乱、环境影响、治疗不规范及遗传易感性等多种因素相关，因此，临床上缺乏有效预防川崎病复发的措施。

现代医学强调防治结合，重在预防，虽然目前川崎病病因不明确，但是和感染诱发密切相关。每年冬春季节，儿童感染传染性疾病发病率迅速增高，这和患川崎病高峰是一致的，因此，预防感染传染性疾病成为预防川崎病复发的关键因素。我们可以通过加强锻炼、补充营养、合理休息及增强体质等方法提高孩子的自身免疫力从而减少感染诱发的风险。在日常生活中，我们可以从以下几点出发：

（1）养成良好的卫生习惯，坚持用手卫生，饭前饭后均需洗手。

（2）尽量避免去人群聚集的地方，如果在密闭的场所，需要戴好口罩。

（3）适当加强体育锻炼，比如，跳绳、跑步、打羽毛球等，但如果初次川崎病有并发冠状动脉瘤者，需避免剧烈运动；

（4）合理平衡膳食，饮食需多样化，可以增加蔬菜、水果、牛奶等摄入，对于挑食患儿来说，需通过有效途径诱导患儿增加食欲。

（5）保持睡眠充足，如果睡眠不足，儿童机体免疫力会下降，从而增加患病的风险。

（6）根据天气及季节变化，适当增减衣服，因为儿童基础代谢率较高，穿衣多少以患儿正常活动下后背温暖且无出汗为宜，过多或过少都会导致病原体侵袭。

（7）如果患儿为过敏性体质，尽量避免接触及食用致敏物质，避免机体免疫的过度激活。

（8）按时按序接种疫苗，可以降低病原体的感染概率，这也是最有效的预防途径之一。

参考文献

[1] Hirata S, Nakamura Y, Yanagawa H. Incidence rate of recurrent Kawasaki disease and related risk factors: from the results of nationwide surveys of Kawasaki disease in Japan[J]. Acta Paediatr, 2001, 90(1):40-44. doi:10.1080/080352501750064851.

[2] Maddox R A, Holman R C, Uehara R, et al. Recurrent Kawasaki disease:

USA and Japan[J]. Pediatr Int., 2015, 57(6):1116-1120.

[3] 付培培,杜忠东,潘岳松. 2002—2010 年北京儿童医院川崎病住院患儿临床分析 [J]. 实用儿科临床杂志, 2012, 27(9):661-664.

[4] 黄国英,马晓静,黄敏,等. 上海地区 1998—2002 年川崎病流行病学特征 [J]. 中国循证儿科杂志, 2006, 1(1):8-13.

[5] Kim S Y, Shin J S, Jang M S, et al. Clinical characteristics of patients with recurrent Kawasaki disease: a nationwide cohort study of 19456 patients with minimum 3-year follow up[J]. Arch Dis Child, 2023, 108(4):307-312.

[6] Makino N, Nakamura Y, Yashiro M, et al. Descriptive epidemiology of Kawasaki disease in Japan, 2011–2012: From the results of the 22nd nationwide survey[J]. J Epidemiol, 2015, 25(3):239–245.

[7] 谭傲雪,唐雪梅. 川崎病再发临床特征及相关危险因素分析 [J]. 中华儿科杂志, 2021, 59(12):1038–1042.

[8] McCrindle B W, Rowley A H, Newburger J W, et al. Diagnosis, treatment, and long-term management of Kawasaki Disease: A scientific statement for health professionals from the American Heart Association[J]. Circulation, 2017, 135(17):927-999.

[9] Sudo D, Makino N, Nakamura Y. Recurrent Kawasaki disease and cardiac complications: nationwide surveys in Japan[J]. Arch Dis Child. 2020, 105(9):848-852.

(万钟予 刘浪丽 谢利剑)

第七章　川崎病康复期注意事项

川崎病是一种儿童常见的全身性疾病，绝大多数预后良好，经适当治疗可以逐渐康复，但也有可能在康复阶段复发及出现并发症，那么家长在患儿的康复阶段需要注意哪些，康复期内如何规范服药，康复期内多久去医院随访，康复期内小朋友应避免参加哪些体育活动，康复期内疫苗如何接种，川崎病小朋友的健康是否会受到长期影响，如何妥善处理康复期间小朋友及家庭所面临的心理压力呢？

第一节　康复期治疗注意事项

目前研究认为，川崎病是由于各种微生物侵入具有遗传易感人群的体内，直接损害或间接通过激活免疫功能，造成免疫功能失调，释放一系列的细胞因子引起的以中小动脉血管炎为主要表现的临床综合征，损害的中小动脉主要以冠状动脉病变多见，可形成冠状动脉的扩张、动脉瘤，甚至出现冠状动脉的狭窄、闭塞，从而引起心肌缺血,继发心肌梗死、猝死,严重危害患儿的身心健康。

第七章 川崎病康复期注意事项

通常冠状动脉扩张出现在病程的10天左右，动脉瘤的形成多在病程2~3周。经治疗，轻度冠状动脉扩张可在3~5周内恢复，约半数冠状动脉瘤在1~2年内消退。因此，川崎病需要长期规范管理，在川崎病康复阶段，应根据患儿冠状动脉损害的严重程度，进行分类管理。

众所周知，人体心脏最主要的功能是泵血，给全身提供血供，一旦心脏不能够发挥泵血功能，人可能进入休克状态，但是谁又给心脏提供血供呢？当然是冠状动脉。人体的冠状动脉分为左右两支，既我们所熟知的左冠状动脉和右冠状动脉。这就好像汽车，发动机是汽车的心脏，给汽车提供了强大的动力，让汽车在高速路上飞驰；而汽油又为发动机提供了运转的能量，使得发动机不停地运转。冠状动脉亦是如此，为我们的心脏提供了非常丰富的血供，使心脏具有了强大的泵血功能。冠状动脉一旦发生病变，则会影响心肌的血供，导致心脏的功能发生损伤。冠状动脉的损伤程度不同，其对心肌造成的功能影响也不同。因此，必须根据冠状动脉不同的损伤程度给予分级管理。

川崎病冠状动脉损伤分为冠状动脉扩张、冠状动脉瘤形成、冠状动脉狭窄和闭塞。临床上根据冠状动脉内径绝对值判断冠状动脉损伤程度。近年来，根据患者体表面积校正后的冠状动脉内径（Z）（其降低了身高和体重的影响），判断更为客观和准确。

根据冠状动脉内径绝对值可将冠状动脉瘤（coronary artery

aneurysm, CAA）分为小、中、巨大三种类型，小型 CAA 是指 $2 < Z < 5$，或内径直径 ≤ 4 mm 或冠状动脉扩张的内径是正常的 1.5 倍；中型 CAA 是指 $5 \leq Z < 10$，或 4 mm $<$ 内径绝对值 < 8 mm 或冠状动脉扩张的内径为正常的 1.5~4 倍；巨大 CAA 是指 $Z \geq 10$，或内径绝对值 ≥ 8 mm 或冠状动脉扩张的内径大于正常的 4 倍。根据冠状动脉瘤形成的大小及数量、有无造成心肌缺血进行了临床分级以更好地判断不同类型冠状动脉病变的风险程度，临床上可分为 5 级。Ⅰ级：任何时期冠状动脉均未受累（$Z < 2$）；Ⅱ级：急性期冠状动脉有轻度扩张，在病程 30 天内恢复正常；Ⅲ级：病程 30 天后仍有单个小型至中型 CAA，根据冠脉瘤 Z 又分为Ⅲa级（$2.5 \leq Z < 5$）和Ⅲb级（$5 \leq Z < 10$ 且内径绝对值 < 8 mm）；Ⅳ级：巨大 CAA（$Z \geq 10$，或内径绝对值 ≥ 8 mm），或单支冠状动脉内有多个动脉瘤；Ⅴ级：冠状动脉瘤伴冠状动脉狭窄，根据伴有或不伴有心肌缺血分为Ⅴa级和Ⅴb级。

通常Ⅰ级和Ⅱ级口服小剂量阿司匹林至 2~3 个月后停药；临床需要随访 5 年，随访时间为病程 1 个月、2 个月、6 个月、1 年和 5 年，随访时需完善血常规、C 反应蛋白、心电图、心脏超声造影，必要时做胸部 X 线检查，最后一次随访时需做运动平板心电图；病程 2~3 个月内避免竞争性活动，如跑步、羽毛球、篮球、乒乓球、网球等，2~3 个月后活动无限制，但需要避免动脉粥样硬化的危险因素，如肥胖、高脂血症等，所以饮食上以少油为主。Ⅲa

级需口服小剂量阿司匹林至少持续到动脉瘤消退，而Ⅲb级需加用另一种抗血小板药物；临床上1年内随访同Ⅰ级和Ⅱ级，之后每年随访1次，随访时需完善血常规、C反应蛋白、心电图、心脏超声等相关检查，如果恢复至正常可每两年随访1次，每3~5年进行一次诱导性心肌缺血评估，给予心血管风险评估和指导，在活动上应避免竞争性或冲撞性运动，依据每年的负荷试验或心肌灌注显像指导运动，依然需要避免动脉粥样硬化的危险因素。Ⅳ级需长期口服小剂量阿司匹林联合抗凝药，可考虑给予β受体阻滞剂，临床上需要终身随访，随访时间为病程1个月、2~3个月、6个月、9个月、1年，之后每3~6个月随访1次，每6~12个月进行一次诱导性心肌缺血评估，给予心血管风险评估和指导；对育龄期女性，要评估心脏功能、冠状动脉、血脂、血压等相关指标后才可以考虑备孕，活动上应避免竞争性运动；并依据每年的负荷试验或心肌灌注评估来推荐其体力活动，如果没有心肌缺血证据可建议进行非碰撞性活动，同样需要避免动脉粥样硬化的危险因素。Ⅴa级口服药物、临床随访、活动指导同Ⅳ级，但家长要识别心肌缺血症状，例如，患儿出现了胸闷、胸痛、心慌、大汗淋漓、乏力等症状时要及时就医；Ⅴb级药物治疗方面同Ⅴa级，根据情况可选择旁路移植或导管介入等治疗，临床上需要终身随访，随访计划因人而定，在活动上需要限制运动。

川崎病患儿通常会在发病5~10天内给予大剂量丙球注射并口

服大剂量的阿司匹林治疗，以控制炎症反应及减少冠状动脉病变的形成；接种疫苗的目的是使疫苗作为抗原刺激人体产生相应的抗体而起到保护作用，由于在该病急性发作期，常对川崎病患儿给予大剂量丙球治疗，而丙球会干扰其抗体的产生，从而影响疫苗接种的效果。因此，建议在丙球治疗后的9~11个月内，不宜进行麻疹、风疹、流行性腮腺炎、水痘等减毒活疫苗的接种，其他疫苗则不需延后接种。使用阿司匹林期间如有流感病毒感染需暂时停用，改用氯吡格雷抗血小板治疗。

第二节　注重川崎病患儿的心理康复

在患儿康复阶段，因长期服药、正常体育运动受限、发生并发症等，可导致其出现一系列心理健康问题，包括心理应对方式、发育水平、焦虑及抑郁等。心理治疗方法多样，须综合考虑选择恰当的方法，一方面要考虑患儿心理障碍的性质，又要考虑患儿年龄及心智发育程度，可单独使用某种方法，也可以多种方法联合使用。

目前有以下常见的心理治疗措施。

（1）心理干预：对已具有较好语言沟通能力的患儿，可采用语言交流疏导和情感支持减轻恐惧，引导其说出内心感受，并认真倾听，用鼓励性语言，提高患儿对良好预后的期望，振作精神，正确面对川崎病所带来的生活影响。

（2）行为疗法：通过行为激励、系统脱敏、社交技能训练方式，帮助其学习新行为、适应新环境，从而提高患儿的行为管理能力。

（3）认知疗法：通过医学科普加强患儿及家属对于川崎病的认识和病情的掌握，解除患儿及家属因对川崎病不了解所产生的心理焦虑和恐惧所带来的负面情绪。

（4）游戏疗法：通过游戏和活动来促进身心健康，可以帮助患儿树立自信、增强社交能力、减轻焦虑和抑郁、提高专注力。角色扮演游戏、团队建设活动、棋盘游戏、沙盘游戏等可作为游戏疗法。

（5）音乐疗法：利用音乐和声音促进身心健康，帮助调节情绪、减轻焦虑和压力、提高注意力、促进身心放松。听音乐、演奏乐器、音乐创作等是常见的音乐疗法活动。

参考文献

[1] 杜忠东.川崎病[M].北京：科学技术文献出版社，2009.

[2] 中华医学会儿科学分会心血管学组，中华儿科杂志编辑委员会.川崎病冠状动脉病变的临床处理建议(2020年修订版)[J].中华儿科杂志，2020, 58(9):718-724.

[3] 刘芳,林怡翔.川崎病严重冠状动脉病变的长期管理[J].临床儿科杂志，2023, 41(7):492-497.

[4] 上海市医学会儿科专业委员会免疫学组.免疫异常儿童疫苗接种(上海)专家共识[J].临床儿科杂志，2014, 32(12):1181-1190.

[5] 孙金峤,王晓川,孙晓冬,等.特殊健康状态儿童预防接种专家共识之二十——静脉注射免疫球蛋白使用者的预防接种[J].中国实用儿科杂志,2019,34(5):335-336.

[6] 焦富勇,高晨娜,王菊艳,等.川崎病与疫苗接种的研究共识[J].中国妇幼健康研究,2019,30(2):137-141.

[7] 穆志龙,焦富勇,谢凯生.川崎病心血管后遗症的诊断和管理指南(JCS/JSCS 2020)解读[J].中国当代儿科杂志,2021,23(3):213-220.

（王芳　段友玲　谢利剑）

第八章　川崎病患儿的远期生活质量

第一节　川崎病治疗和康复过程中的坎坷和曙光

川崎病是儿童期比较常见的一种发热出疹性疾病，由于其可以导致冠状动脉损害，严重时发生冠状动脉血栓，甚至冠状动脉狭窄，给患儿健康造成较大危害，乃至威胁生命。研究显示，在小于 40 岁的急性冠脉综合征患者中有 5% 可能源于川崎病导致的冠状动脉瘤，其原因既可能是年幼时的漏诊，也可能是川崎病确诊后未接受正规的长期随访。因此，对于川崎病患儿来说康复过程是一个较为长期的过程，如果合并严重冠状动脉损害可能要终身随访。在这期间还可能遇到诸多曲折和坎坷，包括冠状动脉损害的变化、川崎病的复发等。患儿家属需要做好足够的心理准备，在了解这种疾病的同时配合医生，遵从医嘱，终将迎来疾病痊愈的一天。下面让我们来了解一下川崎病康复之路有可能需要面对的一些坎坷。

一、川崎病诊断的不确定性

川崎病的诊断是一种主要基于临床表现标准的排他性诊断，

而且近年来越来越多的川崎病临床表现不典型，即不完全性川崎病。不完全性川崎病并不意味着疾病的严重程度降低，不会发生冠状动脉损害；相反，由于诊断和治疗延迟会导致冠状动脉损害发生率增加，因此，川崎病的诊断在发病早期充满较大的不确定性。特别是 6 月龄以下婴儿，可能仅表现发热，此时家属可能会对诊断产生怀疑。然而，事实上在诊断川崎病时除要看眼球结膜充血、淋巴结肿大、口唇皲裂等典型症状外，还要看血红蛋白、血白蛋白、血钠水平，心肌酶、尿常规、D- 二聚体、心脏超声等其他实验室及辅助检查相关指标。甚至有时候患儿的临床表现符合尿路感染或脓毒血症，但是随着疾病的进展却出现了川崎病的临床表现，发生冠状动脉损害。因此家属要做的是充分配合医生，密切观察孩子的病情变化，譬如有没有皮疹，有没有手脚的硬肿，等等，及时与医生沟通。

二、重症川崎病

重症川崎病的主要表现是发生川崎病休克综合征和 / 或巨噬细胞活化综合征。川崎病休克综合征主要表现为面色苍白、精神疲软、患儿不活跃等，一些生命体征（如血压、毛细血管充盈时间等）发生异常。在早期，很大一部分川崎病休克综合征与脓毒血症很难鉴别；往往在心脏超声提示冠状动脉损害后才得以确诊。不过，大多数的川崎病休克综合征经过积极处理后转归良好。

巨噬细胞活化综合征（Macrophage Activation Syndrome，MAS）

则较为凶险，在川崎病的急性期发生率为1.1%~1.9%，大年龄儿童多见（5岁以上的患儿尤其高发，年龄大于7岁是川崎病合并MAS的独立危险因素），患儿更易发生冠状动脉病变，如果累及心脏传导系统可发生房室传导阻滞，出现心源性休克。实验室检查可有血清铁蛋白升高、血小板减少等异常表现。尽管川崎病合并巨噬细胞活化综合征病情凶险，但目前已有较成熟的治疗方案应对（包括在静脉丙球和阿司匹林治疗基础上早期加用大剂量激素，或者生物制剂、免疫抑制剂等）。因此，家长们要配合医生进行各项指标随访，特别是在疾病反复或者疗效不佳时更应该遵从医嘱进行各项检查。

三、静脉丙球治疗无应答

大剂量静脉丙球和阿司匹林是川崎病一线治疗药物，其中静脉丙球可以减少川崎病冠状动脉损害的发生率，但并不是对所有患儿都有效，有部分患儿在首次静脉丙球治疗结束后36~48小时，体温仍高于38 ℃；甚至于用药后2周内（多发生在2~7天）再次发热，这种情况在排除其他可能导致发热的原因后，称为静脉丙球治疗无应答。研究发现，川崎病急性期低蛋白血症、低钠血症、血小板减少黄疸等是发生静脉丙球无应答的危险因素。即便发生静脉丙球无应答，也可以通过用第2剂丙球或者联合使用激素、免疫抑制剂等治疗应对，因此家长们也不必太紧张。

四、心血管并发症

川崎病最严重的并发症是冠状动脉瘤（图8-1），特别是巨大冠状动脉瘤以及由此导致的冠状动脉血栓形成和冠状动脉狭窄。研究发现，约25%未经治疗、5%经正规治疗的川崎病可发生冠状动脉损害，是中国儿童获得性心脏病的主要原因之一。大部分的中小动脉瘤最终会好转，仅有一小部分发生巨大动脉瘤其至血栓形成的患儿会发生恶性心血管事件，如心肌梗死、心力衰竭等。家属既不要因为用了丙球后就觉得没事了，也无须整日战战兢兢，关键是要按疾病的规律和医生的医嘱进行定期的随访和检查，发现异常及时干预。此外，除冠状动脉川崎病患儿，其他的体动脉也可发生动脉瘤，因此当患儿发生反复异常的腹痛、头痛、肢体疼痛等要及时就诊，必要时接受血管超声等检查。

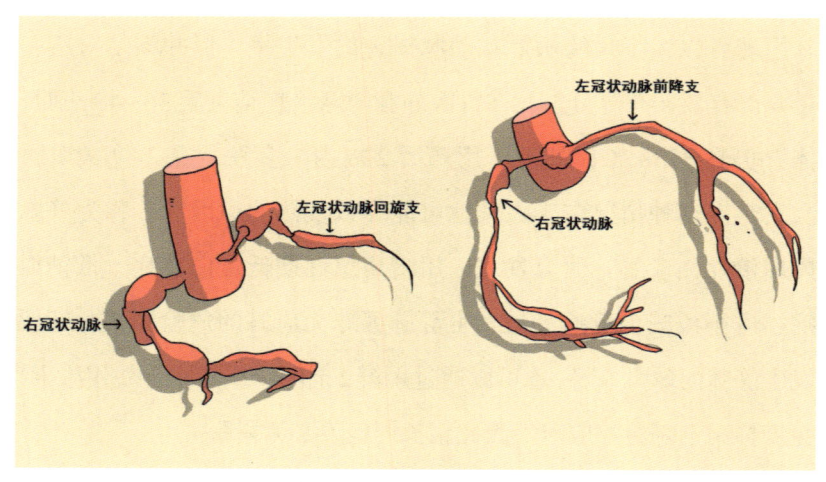

图8-1　川崎病对冠状动脉的损害——冠状动脉瘤

五、患儿和家长心理压力的应对

川崎病治疗,特别是发生冠状动脉损害后所需要面对的长期随访给患儿和家庭带来经济、生活、学习以及身心等方面的压力和负担。

(1)学习和心理压力:长期的随访就诊、治疗导致的缺课以及由缺课造成对学业成绩不满等都是造成学生和家长不良情绪的原因。此时,家长应主动与学校老师和患儿沟通,合理安排患儿的学习,寻求解决的办法。

(2)经济和时间压力:川崎病的康复是一个漫长的过程,特别是发生冠状动脉损害的患儿,长期的用药和各种检查随访会消耗家长大量的时间、精力及财力,家长可以通过寻求社会救助及保险和慈善机构经济上的帮助,也应有效分配工作、生活和陪诊的时间。

尽管在川崎病康复之路上会有艰辛,但是随着对川崎病研究的深入,临床医生对该疾病的认识逐步提高,相关诊断和治疗的指南和专家共识迭代更新,越来越多的不完全性川崎病在病程早期得到诊断。静脉丙球的及时应用,缩短了患儿的病程,也减少了冠状动脉损害的发生率。此外,多学科团队的介入,如儿童感染科、心脏科及风湿免疫科等专科医生的介入,可为患儿提供系统而个体化的治疗。因此,虽然川崎病的康复之路坎坷,但是相信患儿最终能够战胜疾病,迎来更加健康和积极的生活。

第二节　川崎病对患儿生活的长期影响

川崎病的主要危害是冠状动脉瘤的形成，以及由此导致的血栓形成和冠状动脉狭窄可造成心肌缺血、梗死甚至猝死。因此，患儿的远期预后与冠状动脉瘤的大小和持续时间密切关联，同时对患儿生活产生长期影响。对患儿生活的影响主要有以下几个方面：

第一，川崎病合并严重冠状动脉病变患儿需长期口服抗血小板药物及抗凝药物，影响患儿的生活质量，用药期间需定期评估出血风险，同时患儿在日常生活中需避免剧烈碰撞类活动以防出血及由此造成患儿躯体的疼痛和心理行为发育的影响。家长应给予患儿更多的关爱，调整自我心态，陪伴和帮助孩子顺利度过康复期。

第二，肥胖、高脂血症等是导致动脉粥样硬化的危险因素，为避免加重冠状动脉狭窄所引起的心肌缺血、梗死，川崎病患儿应终身保持警惕。平时生活应注意监测血压、身体质量指数，避免久坐等行为，健康饮食，保持良好的心血管状况。

第三，正常的运动有利于儿童身心健康发展，但是川崎病患儿特别是伴有冠状动脉损伤的患者运动需适当限制，轻度的冠状动脉病变无须生活限制，但冠状动脉病变Ⅳ级或有巨大动脉瘤应避免竞争性或冲撞性运动，冠状动脉病变Ⅴ级的患者须遵循心脏病专家的建议给予不同程度的运动限制。川崎病患儿不能单纯采取活动限制措施，而需要根据患儿冠状动脉病变情况及所处阶段、药物治疗情况进行指导。根据冠状动脉病变风险分级进行分类的运动指导见表 8-1，儿科医生可给予川崎病患儿及家长确定的生活及运动指导，增加依从性，改善患儿生活质量及疾病预后。根据美国儿科学会的运动分类（表 8-2），将运动进行分类，列出接触和冲撞性运动、有限接触运动和非接触运动，非接触运动细分为高强度、轻度和非剧烈运动项目。分类后的运动项目可以帮助患儿家庭选择最合适的运动，从而有助于患儿身心健康发展。绝大多数患儿预后良好，但仍应警惕心血管后遗症，需定期随访，保持良好的心血管状况及健康的心理状态，减少疾病对生活的长期影响。

表 8-1　根据冠状动脉病变风险分级进行分类的运动指导

冠状动脉病变风险分级	运动指导
Ⅰ级、Ⅱ级	如 6~8 周后临床评估及检查正常，则无须限制
Ⅲ级	对服用抗血小板药物的患儿应避免冲撞性运动；10~11 岁以下儿童在 6~8 周后不限制活动，然后依据诱导性心肌缺血评估结果指导运动
Ⅳ级	由于出血的风险，应避免进行接触/冲撞性运动，依据诱导性心肌缺血评估结果指导运动
Ⅴ级	同Ⅳ级。禁止竞争性或冲撞性运动，但应该避免久坐的生活方式

资料来源：Kawasaki disease: guidelines of Italian Society of Pediatrics, part II - treatment of resistant forms and cardiovascular complications, follow-up, lifestyle and prevention of cardiovascular risks. Ital J Pediatr. 2018, 44(1):103.

表 8-2　美国儿科学会的运动分类

运动类别	项目
接触/冲撞性运动	拳击、曲棍球、冰球、美式足球、摩托车赛、武术、竞技、足球、摔跤
有限接触运动	棒球、篮球、骑自行车、跳水、田赛项目（跳高、撑杆跳）、体操、骑马、滑旱冰、划独木舟、击剑、跑步、游泳、网球、竞走、举重
非接触高强度运动	滑雪（越野、下坡、水上）、垒球、壁球、团队手球、排球
非接触轻度剧烈运动	羽毛球、冰壶、乒乓球
非接触非剧烈运动	射箭、高尔夫球、步枪射击

第三节　关注川崎病患儿生活质量

由于川崎病的各种并发症、抗血小板等抗凝药物的长期使用，会给患儿带来心理压力，故需要长期关注川崎病患儿的身心健康。

第一，川崎病最常见而严重的并发症就是冠状动脉损害，可表现为冠状动脉瘤、血栓形成、冠状动脉狭窄及闭塞，进一步导致心律失常及心肌梗死的发生。因此，川崎病急性期发生冠状动脉瘤的患者要特别注意早期心肌损害、心律失常等发生。对于中大型冠状动脉瘤形成的患儿更要定期随访，根据不同程度的冠状动脉损害选择性行心脏超声、心电图、冠状动脉造影、多层螺旋CT血管成像、磁共振冠状动脉成像、各种负荷试验等检查来评估有无冠状动脉血栓形成、狭窄和心肌缺血等。当患儿突然出现面色苍白、多汗、晕厥、心悸、腹痛、胸痛、无明显原因且无法安抚的哭闹时，需要立即评估是否存在心肌梗死或心律失常。

第二，部分川崎病患儿会出现不同程度的血脂紊乱，目前其机制尚未完全明确。在川崎病发病初期，总胆固醇及高密度脂蛋白显著降低，而甘油三酯和低密度脂蛋白升高。一般而言，血总胆固醇水平会在病程3个月内恢复正常并保持稳定；而高密度脂蛋白水平甚至在病程3年后仍低于正常水平；尤其是伴发冠状动脉瘤的患儿，高密度脂蛋白可长期维持低水平。值得注意的是，也有研究提示高密度脂蛋白水平的降低是动脉粥样硬化疾病的独立风险因素之一。血脂通常会在静脉丙球治疗后数周或数月内恢复正常，但未经丙球治疗患儿的血脂异常可能持续数年。这是因为丙球中含有大量的免疫球蛋白，可中和炎症介质和清除免疫复合物，减轻川崎病患儿血管炎症症状，改善内皮功能，间接改善血脂代谢。因此，我们应长期关注患儿的血脂，并指导健康饮食，以免由于血脂紊乱而加快加重动脉粥样硬化的形成。

（1）控制总热量摄入：建议患者根据个人标准BMI计算每日所需热量[每日所需热量(kcal)＝标准BMI× 身高(m^2)× 每公斤体重所需的热量(1~3岁: 30~35 kcal/kg; 4~6岁:25~30 kcal/kg; 7~10岁: 20~25 kcal/kg; 11~14岁:15~20 kcal/kg; 15~18岁: 15~20 kcal/kg)]，每日所摄入的热量不要超过上述所需热量，以避免多余的热量转化为脂肪，导致血脂升高。

（2）增加膳食纤维摄入：膳食纤维可通过降低胆固醇吸收、促进胆固醇排泄、改善肠道菌群、增加饱腹感等方式降低血脂，建议患者每天摄入足够的膳食纤维，如蔬菜、水果、全谷类等，也可添加如亚麻籽、奇亚籽等补充剂来提高膳食纤维摄入量。

（3）控制饱和脂肪和反式脂肪摄入：尽量避免过多摄入红肉、加工食品、人造奶油、油炸食品、氢化植物油等。

（4）避免食用过多高脂肪、高糖和高盐的食物：这些食物都会导致血脂升高，建议患儿尽量避免如快餐、糖果、可乐、咸味零食等食品的摄入。

（5）多喝水：多喝水可通过改善血液循环、促进新陈代谢等来降低血脂水平，建议患者每天喝足够的水。半岁至1岁婴儿，建议每日摄入约1000 mL水；1岁以上婴儿，每日需摄入约1200 mL水。

第三，抗血小板药物及抗凝药物的长期使用对川崎病患儿的健康也存在一定的影响。川崎病患者常用的抗血小板药物包括阿司匹林、双嘧达莫和氯吡格雷，抗凝药物主要为华法林和低分子肝素，这些药物均存在一定的不良反应，尤其是增加出血的风险。儿童天性好动，易导致出血。应学会以下急救措施：

（1）保持冷静。家长在危急时刻，应尽量保持冷静，评估患儿一般情况，及时寻求医疗救助。

（2）压迫止血并包扎。出血不严重时，可尝试直接压迫止血。使用干净毛巾按压在伤口上，持续施加压力直至出血停止；然后包扎伤口，避免伤口污染。

（3）抬高受伤部位。以减缓伤口出血速度，同时避免血流入伤口中。

（4）监测患儿一般情况，如意识状态、呼吸、脉搏等生命体征。

（5）尽快就医。应及时转运至医院行进一步评估和治疗。

第四，川崎病对患儿心理健康也有深远的影响。发生冠状动脉异常的患者在急性期、晚期均有不同程度的运动限制，造成学习及社交活动的缺失。患儿会面临学习、社交等方面的困扰，产生焦虑、抑郁等心理问题。因此，家长和社会应长期关注患儿的心理健康，并提供必要的支持和帮助。

参考文献

[1] 黄国英. 川崎病诊断和治疗面临的挑战[J]. 中华儿科杂志, 2022, 60(1):3-5.

[2] 谢利剑, 黄敏. 川崎病合并巨噬细胞活化综合征的诊治进展[J]. 中国小儿急救医学, 2020, 27(9):654-656.

[3] Brogan P, Burns J C, Cornish J, et al. Lifetime cardiovascular management of patients with previous Kawasaki disease[J]. Heart. 2020, 106(6):411-420.

[4] Orenstein J M, Shulman S T, Fox L M, et al. Three linked vasculopathic processes characterize Kawasaki disease: A light and transmission electron microscopic study[J]. PLoS One. 2012, 7(6):e38998.

[5] Salo E, Pesonen E, Viikari J. Serum cholesterol levels during and after Kawasaki disease[J]. J Pediatr. 1991, 119(4):557-561.

[6] Cabana V G, Gidding S S, Getz G S, et al. Serum amyloid A and high density lipoprotein participate in the acute phase response of Kawasaki disease[J]. Pediatr Res, 1997, 42(5):651-655.

[7] 刘芳,林怡翔.川崎病严重冠状动脉病变的长期管理[J].临床儿科杂志, 2023, 41(7):492-497.

[8] 中华医学会儿科学分会心血管学组.川崎病冠状动脉病变的临床处理建议(2020年修订版)[J].中华儿科学杂志, 2020, 58(9):718-724.

[9] 吴冠虹,黄湘晖,林英,等.川崎病随访管理的最佳证据总结[J].护理与康复, 2022, 21(10):69-73.

（龚敬宇　尤艺杰　卜晓凡　谢利剑）